Arthur Kermalvezen

Ganz der Papa!

Samenspender: unbekannt

Arthur Kermalvezen
Unter Mitarbeit von
Blandine de Dinechin

Ganz der Papa!

Samenspender: unbekannt

Aus dem Französischen
übersetzt von Kirsten Gleinig

Patmos

Originaltitel:Né de spermatozoïde inconnu …
Originalverlag: © 2008 Editions Presses de la Renaissance

Die Deutsche Nationalbibliothek verzeichnet diese Publikation
in der Deutschen Nationalbibliografie; detaillierte bibliografische
Daten sind im Internet über http://dnb.d-nb.de abrufbar.

Autorenfoto hinten: © John Floey/Ed. Presses de la Renaissance
Umschlagmotiv und Umschlaggestaltung:
init . Büro für Gestaltung, Bielefeld
Printed in Germany
ISBN 978-3-491-36021-1
www.patmos.de

Inhalt

Wenn das Wunschkind auf sich warten lässt ...

Ich habe einen immer wiederkehrenden Traum: In einer Welt, in der es keinerlei physikalische Gesetze mehr gibt – weder Gewicht noch Schwerkraft, jage ich hinter Schlüsseln her und gleite an Wänden entlang, ohne sie je zu berühren. Dieser Traum bringt für mich all das zum Ausdruck, was mir seit meiner frühesten Jugend Probleme bereitet hat: Ich bin so oft angeeckt, ohne dabei einen Halt zu finden und dadurch für mich selbst fassbar zu werden, wie ich es gerne gekonnt hätte ...

Gerne würde ich einfach alles von Anfang an erzählen. Aber von welchem Anfang? Meine Geschichte ist, wenn man so will, ohne Anfang, weil ich meine genetische Herkunft nicht kenne. Von dem Schmerz darüber rührt all meine Schwermut her. Sie hält sich in Grenzen, seitdem ich sie mit Sinn fülle. Doch dafür habe ich lange gebraucht. Zuerst entdeckte ich, dass vor mir auch meine Eltern einen Kampf ausgefochten hatten. Ich kenne zwar nicht alle Details ihrer intimen Geschichte, denn schließlich hat ein Kind im Ehebett nichts zu suchen. Aber im Laufe der Jahre erzählten sie mir einiges, was mir möglicherweise helfen konnte, meine eigene Geschichte zu verstehen. Ich bin meinen Eltern dankbar dafür, dass sie dabei unterschieden haben zwischen dem, was nur sie selbst betraf, und dem, was ihnen an meinen Fragen aufklärungsbedürftig erschien. Niemand kommt nirgendwo her, weder in sozialer noch in genetischer Hinsicht. Irgendwann begeben wir uns alle auf die Suche nach unseren Wurzeln. Von der Geschichte, die unsere Eltern uns mit auf den Weg geben, hängen unsere Verortung in der Gegenwart und unsere Zukunftspläne ab.

Als Henri und Inès 1976 heirateten, hatten sie ein klassisches Familienbild im Kopf: ein Mann, eine Frau und viele Kinder. Diese Vorstellung wurde gar nicht hinterfragt. So war es seit jeher in ihren Familien gewesen, und sie wollten auch gar nicht mit dieser unausgesprochenen Regel brechen. Die aristokratische Familie von Inès legte großen Wert auf Blutsverwandtschaft. Und Inès selbst, die die (mehr oder weniger) glorreiche Vergangenheit einiger Vorfahren bewunderte, war darauf bedacht, an Überliefertem anzuknüpfen. Selbstverständlich waren die Frauen in der Lage zu denken, ihre Aufgabe war aber vor allem die Mutterschaft, und so lohnte es sich gar nicht zu studieren. Die Männer hingegen kümmerten sich darum, den Bedürfnissen ihrer Frauen nachzukommen und denen ihrer Kinder, die der Bibel zufolge zahlreich sein sollten: »Seid fruchtbar und mehret euch!«

So war Inès gerade dabei, eine Sekretariatsschule abzuschließen, als sie Henri kennenlernte. Er stammte aus einer bürgerlichen Familie, die dieselben christlichen Werte vertrat und dasselbe Familienbild hatte. Die Kermalvezens stammten, wie ihr Name verrät, aus der Bretagne und hatten einen ausgeprägten intellektuellen Antrieb, den mein Vater sicherlich an meine Mutter weitergegeben hat, eine Art Kämpfergeist, der sie dazu trieb, sich immer wieder selbst zu beweisen. Für sie bedeuteten die Errungenschaften entfernter Vorfahren keine Vorschusslorbeeren für den eigenen Weg. Kurzum: Eine leistungsstarke und -orientierte Familie. Oder auch: Was den einen die Heldentaten sind, ist den anderen das geistige Gut!

Da Henri und Inès nicht sofort Kinder haben wollten, wandten sie mit großer Genauigkeit die damals in katholischen Kreisen verbreitete natürliche Empfängnisverhütung, die Billings-Methode an (dabei werden die fruchtbaren Tage der Frau durch tägliche Beobachtung der Temperatur und der Beschaffenheit des Zervixschleims ermittelt). Konfessionelle Familienberatung und der Pater Denis Sonet ermutigten sie dazu.

»Diese Methode war für mich sehr hilfreich, um den Zeitpunkt meines Eisprungs zu ermitteln, und ich wurde darin zu einer richtigen Expertin. Als ›gute‹ Katholikin kam es für mich überhaupt nicht infrage, die Pille zu nehmen. Wir passten also beim Geschlechtsverkehr auf unter Berücksichtigung meines Zyklus«, erinnert sich Inès.

Als junge Frau fürchtete sich meine Mutter tatsächlich davor, zum »Muttertier« zu werden, wie sie selbst sagt, und davor, dass ihr die reine Anzahl der Kinder über den Kopf wachsen würde. Und sie hielt auch nicht damit hinter dem Berg, dass sie eine Heidenangst vor dem Kinderkriegen hatte. Sie dachte, dass man ein Kind nur unter größten Schmerzen zur Welt bringen könnte, auch wenn ihre Mutter ihr immer wieder versicherte, dass eine Entbindung »keine Sache sei«.

Als sich das Ende von Henris Afrika-Aufenthalt im Rahmen der französischen Entwicklungshilfe näherte, reiste das junge Ehepaar gemeinsam dorthin. Im Laufe der Monate begann der Wunsch nach einem Kind zu reifen. Hin und wieder vergaßen sie, die strikten Verhütungsregeln, für die sie sich entschieden hatten, auch wirklich einzuhalten. Und angesichts der großen Nachlässigkeit sagte Inès sich eines Tages: »Eigentlich müsste ich schwanger sein!«

Zwei Jahre nach ihrer Hochzeit ließ sie sich schließlich einen Termin bei ihrer Gynäkologin geben. Und sie kam beruhigt von der Untersuchung zurück: Alles war in Ordnung. Für eine genauere Untersuchung empfahl die Ärztin ihr allerdings sehr, direkt nach einem Geschlechtsverkehr mit dem Sperma ihres Mannes wiederzukommen. So hielt die Medizin Einzug in das Privatleben der beiden, ohne dass sie dies hinterfragt hätten: Henri und Inès wollten eben wissen, warum sich keine Schwangerschaft einstellte.

So ging Inès nach einem Geschlechtsverkehr mit dem Sperma ihres Mannes schnurstracks zu ihrer Frauenärztin. Die Ärztin zeigte ihr, was sie unter dem Mikroskop sah, und sagte ohne Umschweife: »Hier müssten normalerweise Millionen von Samenzellen sein. Dies hier ist zu unbeweglich für eine erfolgreiche Befruchtung. Ihr Mann muss sich unbedingt untersuchen lassen!«

Henri erklärte sich mit den weiteren Schritten einverstanden und erfuhr kurz darauf, dass sein Spermiogramm nicht in Ordnung war. Er stimmte einer Hodenbiopsie zu und vereinbarte Termine mit renommierten Professoren, die ihm erklärten, dass seine Samenzellen keine normale Struktur aufwiesen ... Nach einer Operation sagte man ihm schließlich: »Sie müssen andere Möglichkeiten in Betracht ziehen, um Vater zu werden.«

Nach diesem schicksalhaften Arzttermin brach er völlig zusammen. Er verlor den Boden unter den Füßen. Zum ersten Mal sah Inès Henri weinen, den Kopf in die Hände gestützt. Beide waren voller Sorge umeinander: Henri, weil er Inès ihren Kinderwunsch nicht erfüllen konnte, und sie, weil sie sah, dass die Diagnose seiner Unfruchtbarkeit Henri völlig niederschlug.

Doch die beiderseitige Hoffnungslosigkeit machte bald der intensiven Suche nach einer Lösung Platz. Inès vertraute sich dem Priester an, der sie getraut hatte. Der sagte ihr, dass sie durchaus das Recht habe, die Ehe zu lösen, da ihr Mann den christlichen Ehevertrag nicht einhalten könne, der auf Zeugung ausgerichtet sei. Da Henri Inès nun einmal nicht schwängern konnte, durfte sie ihn also kurz gesagt rauswerfen. Das war doch allerhand für die junge Ehefrau! Inès ertrug diese Sichtweise nicht, und der Vorschlag ermutigte sie wahrscheinlich sogar zu neuen Überlegungen und zum Handeln. Zunächst dachte das Paar an eine Adoption. Ein unverhofftes Glück für Inès, denn das würde ihr eine Geburt ersparen. Henri ging die Sache ganz pragmatisch an und sprach mit Freunden, die gerade Kinder aus Südamerika adoptiert hatten. Die Schritte, die man für eine Adoption unternehmen musste, erschienen ihm allerdings äußerst schwierig. Und welches Kind sollte man überhaupt adoptieren? Und warum? Der Bezug zu all dem fehlte ihm.

Seine Eltern, denen er von seiner Unfruchtbarkeit erzählt hatte, wollten ihm gerne helfen. Hatte meine Großmutter vielleicht ein schädliches Medikament während der Schwangerschaft genommen? Hatte sie eine Krankheit gehabt, die nicht entdeckt worden war? Sie stellten sich tausend Fragen, bis die Familie sich der Variante anschloss, die ein Cousin, der Arzt war, ins Spiel gebracht hatte: Das Quecksilber war schuld! Warum? Mein Großvater, der ein pharmazeutisches Labor betrieb, hatte in seiner Wohnung einen kleinen künstlichen Garten mit einem See angelegt. Seine Kinder, so auch mein Vater, spielten gerne mit diesem See, der mit Quecksilber gefüllt war. Sie pantschten mit ihren Händen darin herum, fingen die kleinen Kügelchen auf … Kurzum, es lag am Quecksilber, dessen negative Auswirkungen auf die Fruchtbarkeit ja hinlänglich bekannt sind.

Über Jahre hinweg gaben sich alle mit dieser Erklärung zufrieden. Und tatsächlich erfuhren meine Großeltern einige Jahre später, dass zwei weitere Söhne ebenfalls unfruchtbar waren. Sie also auch! Diese Nachricht war zweifellos umso schmerzhafter, als ihr ältester Sohn, der nicht unfruchtbar war, nur Töchter hatte. In der Familie meines Vaters, in der die »männliche« Seite immer an erster Stelle rangierte, war es ein erheblicher Schock für die Großeltern, dass drei von vier Söhnen keine eigenen Kinder haben konnten. Aber Unfruchtbarkeit bedeutet nicht Impotenz, im Gegenteil! Und schon gar nicht bei meinem Vater …

Unfruchtbarkeit stellt wirklich eine Ausnahme in der Natur dar. Daher vergrößert sie, so heißt es, sogar noch den Wunsch nach einem Kind. Das Paar hatte also bereits Schritte im Hinblick auf eine Adoption unternommen, als es von der künstlichen Insemination hörte. Inès reagierte zunächst ziemlich ablehnend darauf. Das Sperma eines Mannes, den sie gar nicht kannte, injiziert zu bekommen – nein danke! Das schien ihr unvorstellbar. Henri hingegen sah viele Vorteile: Es war wesentlich schneller als eine Adoption, und in genetischer Hinsicht wäre das Kind zumindest zu 50 Prozent von seinen Eltern. Das war immerhin etwas. Seine Frau würde eine Schwangerschaft innerhalb ihrer Beziehung erleben, und ihr Wunsch, Mutter zu werden, wäre wirklich erfüllt …

Anfänglich dachte Henri ernsthaft, dass es »gut wäre, wenn es ein Kermalvezen wäre«. Da er zum damaligen Zeitpunkt noch nicht wusste, dass zwei seiner drei Brüder ebenfalls unfruchtbar waren, hatte er die Idee, das Sperma seines Vaters oder eines seiner Brüder für eine Befruchtung zu verwenden – dies wäre dann zwar keine eheliche, aber gewissermaßen eine innerfamiliäre Befruchtung. Er hatte sogar einen Arzt gefunden, der sich bereit erklärte, vertraulich eine Insemination vorzunehmen. Er zog sein Angebot aber im letzten Moment zurück. Vor allem aber war Inès über Henris Pläne entsetzt und brüllte: Ein »Bastard« – der reinste Wahnsinn. Das Sperma ihres eigenen Schwiegervaters in ihrem Körper? Nie im Leben! Die tiefe Zuneigung, die dieser für sie hegte, machte die Sache umso dubioser. Und außerdem hätte sie ein Generationenproblem mit sich gebracht:

»Willst du etwa der genetische Bruder deines eigenen Sohnes sein? Das ist unvorstellbar!«, fand Inès.

Die Lösung mit dem Sperma eines Schwagers war letztlich auch nicht besser, auch wenn meine Mutter sich einen Moment lang auf diese Idee einließ. Schließlich bestätigte ein Traum Mamans Zweifel. Darin wohnte der Schwager mit ihr und ihrem Mann zusammen. Als er immer präsenter und sogar lästig wurde, beschloss das Paar, ihn wegzuschicken. So einigten Henri und Inès sich schließlich darauf, nicht auf eine Samenspende von Vater oder Bruder zurückzugreifen. Sie verwarfen diesen Gedanken, erklärten ihn für vollkommen absurd und wandten sich an eines der »Cecos« (Centres d'études et de conservation des œufs et du sperme humains), ein »Zentrum zur Erforschung und Konservierung des menschlichen Spermas« [in Frankreich sind die Samenbanken, anders als in Deutschland, staatlich].

Zur Erinnerung ein kleiner historischer Rückblick: Die erste künstliche Insemination beim Menschen wird 1884 in Pancoars (USA) durchgeführt. 1946 entdeckt der Biologe Jean Rostand die Möglichkeit, Samenzellen einzufrieren. Im selben Jahr erklärt Papst Pius XII., dass »die künstliche Befruchtung innerhalb der Ehe, aber durch ein aktives drittes Element durchgeführt, unmoralisch und als solche unwiderruflich zu missbilligen ist.« Pius XII. bekräftigt diesen Standpunkt im Mai 1956 in einer Ansprache durch die Einschätzung, dass »die künstliche Befruchtung die Grenzen des Rechtes überschreitet, das die Eheleute durch den ehelichen Vertrag erlangt haben, nämlich die gänzliche Ausübung ihrer natürlichen sexuellen Möglichkeiten in der natürlichen Erfüllung des ehelichen Aktes.« Und er hebt hervor, dass »der eheliche Vertrag nicht das Recht auf ein Kind beinhaltet«, um daraus den Schluss zu ziehen, dass »die künstliche Befruchtung die natürlichen Gesetze verletzt und dass sie unrechtmäßig und unmoralisch ist«. In Bezug auf Masturbation erklärt er, dass »die Samengewinnung auf diesem Wege unzulässig ist, egal zu welchem Ziel«.

Erstmals wurde 1953 durch die Vermittlung von Professor J. K. Sherman in den Vereinigten Staaten eine Schwangerschaft mit tiefgefrorenen Samenzellen herbeigeführt. Durch die Möglichkeit der Konservierung von Spermium in Flüssigstickstoff konnten in verschiedenen Ländern Samenbanken eingerichtet werden, vor allem in den USA und in Japan. Während damals in bestimmten Fällen von Unfruchtbarkeit die homologe Insemination (HI), also die künstliche Befruchtung mit dem Samen des Partners, als akzeptabel eingestuft wurde, wurde die heterologe oder donogene Insemination (DI), die Befruchtung mit dem Samen eines Spenders, als eine den Werten der Gesellschaft, der Familie und der Menschenwürde entgegenstehende Methode betrachtet. So entwickelte sich der illegale medizinische Handel, der weder finanziellen noch gesundheitlichen Anforderungen entsprach.

Der Wissenschaftler Georges David und der Gynäkologe A. Netter in Frankreich waren schockiert von dieser Situation und begannen, sich für die Genehmigung der donogenen Insemination stark zu machen. So wurde 1973, ein paar Jahre bevor Henri und Inès heirateten, auf Initiative des Histologen und Embryologen Professor David, das erste Cecos in Paris eröffnet, angegliedert an die Klinik Kremlin-Bicêtre. Mittlerweile gibt es 23, und seit 1984 sind die Cecos in einem nationalen Verband zusammengeschlossen. Aufgabe der Cecos war die Konservierung von Samenzellen, die man damals bereits tieffrieren konnte, die Erforschung von Unfruchtbarkeit und »die Spende von Sperma eines fruchtbaren an ein unfruchtbares Paar« im Hinblick auf eine heterologe oder donogene Insemination. Die anderen Methoden der assistierten Reproduktion wurden später in reproduktionsmedizinischen Kliniken durchgeführt: Die IVF (In-Vitro-Fertilisation) kommt zwölf und die ICSI (intrazytoplasmatische Spermieninjektion) zwanzig Jahre später. Bei der letztgenannten Methode injiziert der Biologe das Sperma in die (oder mehrere) zuvor entnommene Eizelle.

Die Praxis der donogenen Insemination vollzog sich zunächst außerhalb eines genau definierten, juristisch festgelegten Rahmens. Die Cecos wurden damals und werden auch heute noch nach dem Prinzip der Freiwilligkeit und der Anonymität des Spenders sowie der Unentgeltlichkeit der Spende betrieben. Sie übernahmen somit das System der Blutspende, wobei sie stark auf die Solidarität von glücklichen Paaren gegenüber Paaren mit unerfülltem Kinderwunsch setzten: Der Spender musste innerhalb einer Beziehung leben und selbst Vater sein.

Maman beunruhigte das ganze Vorgehen, aber nach und nach machte sie sich mit der Thematik vertraut und sah die künstliche Befruchtung schließlich als Chance, um überhaupt schwanger zu werden. Der immer quälender werdende Kinderwunsch siegte am Ende über ihre Vorbehalte. Es galt eine Herausforderung anzunehmen, und das gefiel ihr gar nicht einmal so schlecht. Maman erinnert sich an einen Psychologen im Cecos, der ihre gemischten Gefühle dem Sperma eines fremden Mannes gegenüber nicht verstand. Aber sie sprach ihre Bedenken immerhin aus, was schließlich wichtig ist.

Maman erinnert sich an einen Termin, bei dem sie fragte: »Wie wählen Sie den Spender eigentlich aus?« Man antwortete ihr, dass auf äußere Merkmale geachtet werde: dieselbe Augen- und Haarfarbe und dieselbe Größe wie der Ehemann. Trotzdem war es für Henri und Inès wirklich ein Sprung ins Leere.

Sie sagte sich auch: »Wenn ich eine richtige Frau sein will, dann muss ich mich meiner Angst vor der Geburt stellen.«

Und mein Vater, der Herausforderungen ja ohnehin mochte, ging davon aus, dass es für jedes Problem auch eine Lösung gibt, man musste sie nur finden.

So wurden meine Eltern, wie sie selbst sagen, zu »Thermoskannen-Spezialisten«. Sie schildern diese Phase sehr humorvoll, aber sie kostete Zeit und Kraft. Sie mussten nämlich zum Zeitpunkt des Eisprungs meiner Mutter beim Cecos die Pailletten mit dem Sperma abholen, um sie – gut aufbewahrt in einer Art Thermoskanne – am selben Tag in das Krankenhaus zu bringen, in dem die Insemination durchgeführt werden sollte. Beim ersten Mal fuhren sie mit der Thermoskanne quer durch Paris, von Kremlin-Bicêtre bis zum Hôpital Bichat.

Man sagte meiner Mutter auch: »Wenn Sie mit der Unfruchtbarkeit Ihres Mannes nicht offen umgehen möchten, ist das dank der donogenen Insemination durchaus möglich.« Das zeigt, dass Unfruchtbarkeit damals gesellschaftlich tabuisiert wurde, man schämte sich dafür: Die künstliche Befruchtung durch eine Samenspende war ein anerkanntes Mittel, um sie zu kaschieren. Aber meine Eltern wussten gar nicht, ob sie die Unfruchtbarkeit von Papa überhaupt verheimlichen wollten. Was sie wollten, war vor allem, ihr Problem mit dem Kinderkriegen zu lösen. Dabei sahen sie sich insgeheim als Vorreiter auf diesem Gebiet. Denn in ihrem Umfeld kannten sie niemanden, der eine donogene Insemination in Anspruch genommen hatte, oder zumindest niemanden, der darüber sprach.

Heute erzählen sie: »Es war ein Wagnis, das wir nicht aus freien Stücken auf uns nahmen, aber wir wollten eben unbedingt Kinder haben.«

Aufgrund ihrer intensiven Lektüre psychologischer Literatur kam Inès recht schnell zu der Auffassung, dass sie ihren Kindern auf jeden Fall von der Art ihrer Zeugung erzählen müsse. In der Familie waren damals nur meine Großeltern väterlicherseits und die ältere Schwester meiner Mutter, die in ein Karmeliterkloster eingetreten war, ins Vertrauen gezogen.

Henri, der ein Theologiestudium begonnen hatte, störten die Vorbehalte der Kirche gegenüber der donogenen Insemination, aber er löste sein Dilemma, indem er sich die Worte des Heiligen Augustinus zu eigen machte: »Liebe und tue was du willst.« Er hatte feststellen können, dass die Cecos auf der Grundlage einer gewissen Ethik betrieben wurden, und stellte sich keine weiteren Fragen. Der

Samenspender war für ihn ein Wesen, über das er nicht nachdachte. Was zählte, war allein, den Kinderwunsch seiner Frau zu erfüllen. Und er sagte sich auch, dass die Tatsache, nicht der Erzeuger seines Kindes zu sein, ihn nicht daran hindern würde, dessen Vater zu werden. Es genügte ihm, sich wie jeder andere Vater auch darauf vorzubereiten, sein Kind als sein eigenes anzunehmen. Die Lektüre eines Buches von Roger Garaudy überzeugte ihn davon, dass Eltern eigentlich immer mehr oder weniger Adoptiveltern sind. Dabei beließ er es und bei der Frage: »Wenn ich erfahren würde, dass mein eigener Vater nicht mein Erzeuger ist, wäre das denn ein Problem für mich?«

Henri ging davon aus, dass es den idealen Vater ohnehin nicht gibt. Er kam eben aus einer Familie, in der man sich das Leben nicht unnötig schwer machte, sondern die Dinge in Angriff nahm, frei nach dem Motto »Friss oder stirb!«. Von daher war die Unfruchtbarkeit für ihn zwar schmerzlich, aber der Rückgriff auf die künstliche Befruchtung erschien ihm sehr bald als eine gute Möglichkeit, das Leiden zu überwinden und das Problem zu bewältigen.

Was meine Mutter angeht, so unterschied sie zwischen der Vorsicht, zu der die von ihr durchaus geachtete Kirche mahnte, und ihrer ganz persönlichen Entscheidung als Ergebnis eines langen Reifungsprozesses. Ihre vom Cler (Centre de liaison des équipes de recherche, eine konfessionelle Eheberatung in Frankreich) empfohlene Frauenärztin war strikt gegen die künstliche Befruchtung. Darum wechselte sie, um in ihrer reiflich überlegten Entscheidung unterstützt zu werden.

Nach der ersten Insemination kam meine Mutter ganz begeistert zurück. Eines Tages gab sie amüsiert und beschämt zugleich zu, dass sie sogar Kopfstand gemacht hatte, damit die Spermien ihren Weg besser fanden. Natürlich weiß man nicht, ob das wirklich geholfen hat, aber auf jeden Fall war meine Mutter sofort schwanger und freute sich sehr darüber.

Mein Vater machte sich während der Schwangerschaft größte Sorgen, wie er mir sagte. Er hatte zwar verstanden, dass der Spender vom Cecos im Hinblick auf bestimmte äußere Kennzeichen ausgewählt wurde, aber trotzdem! Einmal hörte er im Radio einen Bericht über ein irländisches Paar, das nach einer donogenen Insemination ein dunkelhäutiges Kind bekommen hatte. Maman erinnert sich, dass er daraufhin völlig verunsichert war. Als sie ihn so sah, musste sie lachen: »Weißt du, ich glaube das Cecos wird strengstens überprüft ...«

Die Geburt eines kleinen braunhaarigen Mädchens im März 1981 beruhigte Henri schließlich wieder. Dennoch hatte er wirklich »Schiss davor, sich in eine merkwürdige Lage zu bringen«, auch wenn er sich nicht davor fürchtete, dass seine Unfruchtbarkeit ans Tageslicht kommen könnte. Das Mädchen hätte gut Victoire heißen können, denn Maman erzählt immer wieder gerne, dass sie eine »triumphale Schwangerschaft« gehabt habe. Immerhin hatte sie damit ja auch ihre Angst vor der Entbindung besiegt. Das Baby hätte aber auch Désirée heißen können, weil es ja über mehrere Jahre hinweg so stark ersehnt worden war. Meine Mutter hatte zwischen den Vornamen Justine und Gabrielle geschwankt. Schließlich wurde es Justine. Bei der Geburt war Justine ein wenig blau und hatte Haare in den Ohren, sodass mein Vater ganz besorgt »Was ist das denn?« rief, als er sie auf den Arm nahm.

»Ist dir klar, dass wir jetzt Eltern sind!«, antwortete Inès ganz erfüllt von dem Glück, gerade ein Kind zur Welt gebracht zu haben.

Papa wurde sofort ganz verrückt nach seiner Tochter. Eines Tages, als Inès vom Einkauf zurückkam, sah sie ihn über die Wiege gebeugt. Er schaute auf und sagte: »Wie schön sie nur ist!«

So führte Justines Geburt sozusagen zu Henris Wiedergeburt. Irgendetwas hatte sich dadurch für ihn so gelöst, dass er das Bedürfnis hatte, Professor David einen Dankesbrief zu schreiben. In ihrer Begeisterung darüber, nun Eltern zu sein, sprachen Henri und Inès mit ihren nahen Verwandten nicht über die Zeugungsumstände ihres Kindes: »Ich hatte einfach Angst, dass man uns zu befremdlich finden könnte. Ich galt ja ohnehin schon als eigenartige Person und wollte dem nicht noch eins hinzufügen«, erklärt Maman heute.

Inès stillte Justine mehrere Monate lang, bis sie den Wunsch nach einem zweiten Kind verspürte. Und schließlich sagte auch Henri ja. Aber wollte er eigentlich wirklich? Er war ganz begeistert von seiner Justine. Doch das ganze Prozedere beim Cecos von Neuem zu beginnen, bedeutete für ihn auch, wieder mit allen Ängsten vor dem Unbekannten konfrontiert zu sein.

»Würde das zweite Kind genauso gut gelingen wie das erste?«, fragte er sich. Während Inès die Familie unbedingt vergrößern wollte, willigte Henri ein weiteres Mal ein, um seiner Frau einen Gefallen zu tun, was er ihr gegenüber etwas später in einem Streit zugab. So fragte Inès telefonisch beim Cecos an: »Können wir wieder denselben Spender wie für Justine haben?«

»Aber Sie haben uns gar nicht gesagt, dass Sie ein zweites Kind wollen … Es ist nicht sicher, dass das geht«, bekam sie zur Antwort.

Maman war alles andere als zufrieden darüber. Da bei Justine alles gut gelaufen war, hätten meine Eltern gerne denselben Spender gehabt.

Bei ihrem Termin im Cecos erfuhren sie schließlich, dass es tatsächlich ein anderer Spender sein wurde. Henri fühlte sich in diesem Moment zu etwas gezwungen, was er eigentlich nicht wollte. Er war in die Enge getrieben und konnte nicht mehr zurück. Aber er begleitete seine Frau trotzdem zu den Inseminationen. Ein freundlicher Gynäkologe schlug ihm vor, die Insemination selbst durchzuführen, aber er fühlte sich dazu nicht in der Lage und lehnte ab. Die erste Insemination missglückte, die zweite klappte.

Während der Schwangerschaft verheimlichte Inès Henri, dass sie

einen Jungen erwartete. Als ich geboren wurde, war es zwar mein Vater, der entschied, dass ich Arthur heißen sollte. Aber er gab vor, keine Zeit zu haben, mich im Rathaus anzumelden, was seine fehlende emotionale Beteiligung zeigte. Maman bekümmerte diese erste ablehnende Reaktion mir gegenüber sehr. Es dauerte eine gute Woche, bis Papa mich als seinen Sohn annehmen konnte.
In der Klinik, in der ich 1983 geboren wurde, nannte man mich »den kleinen Prinzen« und fragte Maman: »Möchte die Königinmutter den König Arthur baden?«
Direkt nach der Entbindung teilte Maman das Zimmer mit einer Togolesin aus Lomé, der Stadt, in der mein Vater Entwicklungshilfe geleistet hatte. Die Mutter einer kleinen Doris, die drei Tage vor mir geboren wurde, war die Frau eines gewissen Arthur. »Der große Arthur hat den kleinen Arthur in die Arme genommen und ihn willkommen geheißen«, notierte meine Mutter in einem Heft, in dem sie Erinnerungen aus meinen ersten Lebensjahren festhielt. Ich freute mich immer, wenn ich diese Geschichte hörte. Dass der erste Mann, der mich auf den Arm nahm, ein Schwarzer war, genügt mir als Erklärung dafür, dass ich keine Grenzen zwischen den Menschen errichte, egal welcher Hautfarbe sie sind.
Inès wollte nicht mittendrin aufhören. Sie fand, dass zwei Kinder, »ein Mädchen für den Vater und ein Junge für die Mutter«, die reinste Familienkarikatur seien. So musste sie Henri davon überzeugen, ein drittes Kind zu bekommen. Er konnte sich nicht recht dafür erwärmen. Doch Inès spürte ihre biologische Uhr ticken und wollte nicht zu lange zögern: jetzt oder nie … Da Henri damals nicht in Paris arbeitete, ging Inès dieses Mal allmonatlich allein mit der Unterschrift von Henri zum Cecos, um die »Kannen« abzuholen. Und die Inseminationen begannen von Neuem. Eine, zwei, dann die dritte, die vierte … Dieses Mal klappte es nicht.
So entwickelten meine Eltern Schuldgefühle bei dem Gedanken, dass sie die Spermavorräte des Cecos aufbrauchten. Von diesen

schön!

Vorräten hing schließlich auch ihr eigenes Schicksal ab. Mein Vater versuchte, neue Spender zu gewinnen: Er erzählte seinem besten Freund davon, um ihn zu einer Spende beim Cecos zu animieren. Aus Verbundenheit zeigte dieser sich zunächst interessiert, nahm aber dann doch wieder Abstand davon. Das zeigt, wie den Empfängern damals vonseiten der Cecos nahegelegt wurde, sich um neue Spender zu bemühen: Die Behälter, in denen die Pailletten mit dem Sperma im Flüssigstickstoff konserviert werden, durften nicht leer werden. Es heißt sogar, dass die Cecos auf den Neugeborenenstationen Werbung bei frischgebackenen Eltern machten, um an deren Großzügigkeit gegenüber unfruchtbaren Paaren zu appellieren. Daher also die Schuldgefühle meiner Eltern …

Die ersten vier Inseminationen wurden mit dem Sperma desselben Spenders durchgeführt, der auch meiner war. Nach vier erfolglosen Versuchen teilte die Krankenschwester mit, dass die Pailletten dieses Spenders nun aufgebraucht seien. Nach der fünften Insemination mit dem Sperma eines anderen Spenders war Inès überzeugt davon, dass sie nun dieses Mal schwanger war, und fuhr singend im Auto nach Hause.

»In Wirklichkeit fühlte ich mich befreit, als ich erfuhr, dass es sich nicht um denselben Erzeuger wie bei Arthur handeln würde«, erinnert sie sich. Wie doch die Psychologie ihr Wörtchen mitzureden hat, selbst in Hochburgen des medizinischen Fachwissens! Die Eltern hatten sich untereinander ausgetauscht und waren sich nach reiflicher Überlegung einig, dass sie deutlich drei unterschiedliche Spender bevorzugten:

»Wenn es bei allen drei Kindern derselbe Spender gewesen wäre, dann hätte er einen zu großen Platz in unserer Geschichte eingenommen«, vermutet Henri heute.

Neun Monate später wurde Audrey geboren. Ich empfand sofort große Zärtlichkeit für meine kleine Schwester. Von Anfang an war sie für mich die Person, die es zu beschützen galt, was auch immer passierte. Justine ging es ebenso. Während der Autofahrten betrachtete sie ihre kleine Schwester im Autositz eingehend, um sich ihre Gesichtszüge genau einzuprägen. Sie wollte sie beschützen, weil sie sie für verletzlich hielt. Ein Kommentar von Maman neben drei Fotos von Audrey mit uns direkt nach ihrer Geburt gibt die neue Familienkonstellation gut wieder: »Sie begutachten sich, sie lernen sich kennen, sie akzeptieren sich.«

Inès, die das Gefühl hatte, als Person selbst nichts vorweisen zu können, da sie quasi kaum studiert hatte, meinte, dass sie mit diesen drei Kindern nun doch Spuren hinterlassen würde. In Fragen der Erziehung wie auch in anderen Bereichen war sie stets darum bemüht, Neuland zu erkunden. Henri unterstützte sie darin, weil auch er nicht im Alten verharren wollte. Da er selbst niemals wirklich das Gefühl gehabt hatte, dass sein Vater ihm den Weg wies, versuchte Papa uns nicht als Vorbild zu dienen, sondern als Bezugspunkt in allen Lebensumständen und das auf eine Weise, dass wir keine Fremden für ihn waren, obwohl ein Teil von uns allen ihm doch fremd war. Nachdem es ihm gelungen war zu akzeptieren, dass er sich in seinen Kindern physisch nicht wiederfand, versuchte er vor allem, eine gewisse Komplizenschaft zwischen ihm und uns zu entwickeln.

Wenn man meine Eltern heute bittet, von dieser für ihre Beziehung schmerzhaften Phase zu erzählen, von der Entdeckung der Unfruchtbarkeit meines Vaters bis zur Geburt von Audrey, dann wird deutlich, dass sie viel vergessen haben: »Das ist schon so lange her!«, sagen sie wie aus einem Mund.

Und Maman fügt hinzu: »Aber woran ich mich erinnere, ist, dass ich bei jeder Schwangerschaft den Frauenarzt gewechselt habe.«

Vielleicht haben unsere Eltern sich selbst eine Art Schutz zugelegt, denn sie müssen sich wirklich anstrengen, um sich an Orte, Daten, Gemütsverfassungen und Eingriffe zu erinnern ... Es heißt ja auch, dass der Rückgriff auf die künstliche Insemination vor allem bedeutet, sich einen schrecklichen menschlichen Misserfolg einzugestehen. Und ebenso, dass das Warten, oft gefolgt von enttäuschter Hoffnung, eine starke emotionale Abhängigkeit hervorruft … Haben sie wirklich so viel vergessen? Wollen sie ihren Schmerz, ihr Zögern und ihre Unstimmigkeiten, die ja zweifellos vorhanden waren, lieber verdrängen? Im Gegensatz zu anderen hatten meine Eltern vielleicht das Glück, dass es »schnell klappte«, zumindest bei den ersten beiden Schwangerschaften. Und es scheint so gewesen zu sein, dass die Cecos für sie wie auch für andere Paare, die einen Antrag gestellt hatten, alles in wunderschöne Worte verpackten, zu denen sie nur noch »Amen« sagten. Obwohl mein Vater, wie er sich erinnert, damals davon überzeugt war, dass »die ganze Sache ein Lotteriespiel war, weil es am Ende durchaus Überraschungen geben konnte«, fühlte er sich, ebenso wie meine Mutter, den Ärzten gegenüber in der Schuld, da sie ja dem Leid ihrer kinderlosen Beziehung ein Ende setzten. Niemals äußerten sie sich anders als mit »danke«. Oder, um ganz genau zu sein, so meine Mutter: »adieu und danke«.

»Ich habe sie nicht wiedergesehen. Ich habe keine Lust, sie wiederzutreffen. Sie waren nützlich, aber sie haben in unserem Leben nichts zu suchen«, so sagt sie noch heute.

Dieser Rückgriff auf die donogene Insemination, durch die Henri und Inès Eltern dreier Kinder von drei verschiedenen Spendern werden konnten, hatte etwas Märchenhaftes. Bis zu dem Tag, an dem ich begann, ihnen Fragen zu stellen …

Familienleben

Die Umstände meiner Zeugung sind nicht mit denen meiner Geburt zu verwechseln: Alles, was mir davon erzählt wurde, vermittelt das Gefühl vom wiedergefundenen Glück meiner Eltern und speziell meiner Mutter – ebenso wie bei der Geburt von Justine. Ich habe mir meine Geburt immer ohne Weiteres vorstellen können. Maman erzählte mir, dass ich ganz schnell zur Welt kam, wie ein Champagnerkorken. Und da Papa mir den Vornamen Arthur gab, konnte ich mich ganz der Vorstellung von König Arthur auf der Suche nach dem heiligen Gral hingeben. Diese mittelalterliche Geschichte fasziniert mich sehr, und ich sage mir gerne, dass ich genauso wie König Arthur auf der Suche nach etwas ganz besonders Wertvollem bin, das ich hoffe eines Tages zu finden.

Auch wenn ich für das Recht auf den Zugang zu meiner Herkunft kämpfe, so ist das nicht als Klage darüber zu verstehen, dass ich in eben diese Familie hineingeboren bin und eben diese meine Eltern habe. Selbstverständlich war unsere Beziehung während meiner Jugend nicht immer leicht, was ja nur zeigt, dass ich in die-

ser Hinsicht genauso war wie alle Jugendlichen: aufbegehrend gegen meine Eltern, um meine eigene Identität zu entwickeln.
Dagegen habe ich mir aufgrund der Tatsache, dass ich, wie die Ärzte sagen, ein »DI-Kind« bin, viele Fragen über die Beziehung meiner Eltern gestellt. Meine Eltern reagieren wie die meisten Paare auf psychischer Ebene ähnlich wie auf körperlicher. Ebenso wie der Darm alles Verdaubare verarbeitet und das Unverdauliche zurückweist, funktioniert auch die Psyche: Sie versucht, sich das Beste herauszupicken und den Rest zu verdrängen. Mein Vater wollte meine Mutter erobern und hatte tatsächlich Erfolg bei ihr. Die Andersartigkeit des anderen zu entdecken, seinen Platz in dessen Herzen zu finden und zu beschließen, sich zu heiraten: all das haben sie ebenso erlebt wie andere Paare. Man kann sich ein Paar als eine prächtige Torte vorstellen. Wenn ein Mann seine Frau nicht schwängern kann, dann ist das, als könnte er nicht die Kirsche oben auf den Kuchen setzen. Und meine Mutter bekam sozusagen eine riesige Torte, um zu erfahren, dass nicht die Kirsche meines Vaters darauf sein würde. Den Zusammenbruch meines Vaters von damals habe ich durchaus verstanden: Er wollte bildlich gesprochen seine Marke setzen, und dann erfuhr er, dass das nicht möglich war. Was für eine Enttäuschung! Glücklicherweise waren meine Eltern dazu in der Lage, sich zu sagen, dass es eher der Kuchen als die Kirsche wäre, von dem sie satt würden. Das war wichtig. Es gelang ihnen, die Mangelsituation nicht auszuklammern, damit umzugehen, ohne sich dabei von der Idee zu verabschieden, dass ein richtiger Kuchen eben doch eine Kirsche braucht. Selbst wenn es schließlich das Sperma eines anderen war und nicht das meines Vaters, das zu meiner Zeugung führte, so konnte das nichts an ihrer Liebe und ihrem gemeinsamen Kinderwunsch ändern. Genau das ist gemeint mit dem Kuchen: ihre gegenseitige Liebe.
Papa hätte sich ja auch fragen können: »Warum klappt es denn nicht?«

Letztlich war er in diesem Sinne erzogen worden: Der Zweck der Liebe ist die Fortpflanzung. Ich glaube, dass viele Männer, die wie Papa einer DI zustimmen, oftmals unbewusst erwarten, dass die Befruchtung nicht funktioniert, weil die Liebe fehlt: »Wie kann das sein? Wie kann es nur möglich sein, wo doch dieser andere meine Frau gar nicht liebt?«

Sie müssen aber akzeptieren, dass der Mangel durch etwas rein Mechanisches ausgeglichen wird. Und genau das ist der Moment der Desillusionierung wie in jedem Märchen. Papa konnte das akzeptieren und war doch während Mamans Schwangerschaften von großer Angst erfüllt.

Im Übrigen hat ein Embryo nur einen Wert, wenn Eltern, die sich ein Kind wünschen, dahinter stehen. Der Kinderwunsch meiner Eltern wird erst verständlich, wenn man weiß, dass beide eine Psychoanalyse gemacht haben. In diesem Rahmen haben sie sich ziemlich stark von ihren familiären und religiösen Ursprüngen befreit. Maman stammt aus einem aristokratischen Milieu, wo die Vergangenheit oft als Bezugspunkt für alles Mögliche herhalten muss, wo nur die Schönheit alter Dinge geschätzt wird und wo man im Großen und Ganzen von ihr verlangte, Ehefrau und Mutter zu sein, bereit dazu, sich ausschließlich ihrer Familie zu widmen. Sie entsprach zwar dem ausdrücklichen Befehl der Familie, Mutter zu werden, trotz Papas Unfruchtbarkeit, aber sie nahm sich ebenso das Recht, ihre eigenen Talente zu entwickeln, worin Papa sie bestärkte. Der Rückgriff auf die DI bedeutete für meine Eltern innerhalb ihrer jeweiligen Familien, einen völlig neuen Weg zu wählen, selbst wenn die Familie meines Vaters grundsätzlich offen und abenteuerlustig war. So hatte mein Großvater meinem Vater zum Beispiel zum Abitur ein Schwertboot geschenkt, damit er neue Ufer entdecken konnte.

Aus mehr oder weniger bewusster Familienverbundenheit fand Maman keine Ruhe, bevor sie nicht in schriftlicher Form etwas über ihre Kinder als ihre Nachkommen festgehalten und uns somit in die Tradition ihrer Familie eingeschrieben hatte. Seit unserer Geburt führte sie für Justine, Audrey und mich jeweils ein kleines Heft. Sie wartete bis zu meinem achtzehnten Geburtstag, um mir meins zu schenken. Es ist ein kleines gelbes Heft mit Eselsohren, in dem Maman sorgfältig all ihre Beobachtungen festgehalten hat. Sogar Haarsträhnen von mir als Baby finden sich darin. Das Heft enthält auch eine Erinnerung an meine Geburt 1983. Maman schreibt, dass sie »beglückt darüber ist, dass ich da bin«, wohingegen meine Schwester Justine sich, als ich nach Hause komme, eifersüchtig zeigt. Die ersten Worte, mit denen Maman von mir spricht, sind »rundlich, pummelig und mollig«.

Als ich vier Monate alt bin, schreibt Maman: »Seine Hände fest um meine Daumen geklammert, zieht er sich zum Sitzen hoch und hebt oft den Kopf, wenn er im Bett liegt und sich die Welt anschaut. Er wird immer kräftiger. Letzte Nacht hat er wieder von 20 Uhr bis 6 Uhr 30 geschlafen. Ich habe mein Prinzip, den Rhythmus des Kindes zu respektieren, gebrochen und ihn in den Nächten davor nicht auf den Arm genommen, als er gegen zwei oder drei Uhr morgens weinte. Stattdessen habe ich ihm erklärt, dass er jetzt in der Nacht ohne mich auskommen müsse, weil er bald vier Monte alt ist, und ich nicht mehr immer so früh auf der Matte stehen kann wie die ganze Zeit seit seiner Geburt. Wenn ich ihn umziehe, lacht er und ist völlig entspannt. Wenn ich mit dem Kopf nicke, bewegt sich meine Haarsträhne, und das löst eine Heiterkeit aus, die einfach bezaubernd ist.

Mir scheint, dass alles wieder seinen Platz findet. Justine geht seit zwei Tagen halbtags in den Kindergarten: Sie strahlt! Und Arthur schläft prima, während Henri und ich jeden Abend in endlosen Gesprächen Luftschlösser bauen. Ein neues Gleichgewicht hat sich eingestellt.«

Dann kommen die Berichte von all den ersten Malen: nach meiner ersten Nacht ohne die Eltern zu wecken – ein wahres Glück für sie! –, das erste Mal, dass ich mich hochziehe, um zu sitzen, das erste Mal, dass der Kinderarzt mir die Vorhaut zurückzieht, das erste Mal, dass ich meinen Daumen finde … Alles im September. Mit acht Monaten steige ich von der Brust auf die Flasche um und »stürze mich auf alle Gläschen, egal welcher Sorte«. Mein Ausdrucksspektrum wird breiter, und ich beginne, mich auf dem Wickeltisch in alle Richtungen zu drehen, um Papas Zahnbürste zu fassen zu kriegen, die mich ganz besonders interessiert. Im Januar 1984 bricht mein erster Zahn durch und Maman hört ganz mit dem Stillen auf. Einige Tage vor meiner Taufe kann ich aufrecht stehen, wenn ich mich am Rand des Laufstalls festhalte. Ich bin »ein wonniger Junge« und »plappere ganz entzückend vor mich hin«. Zu meiner Taufe kommen nach der »kurzen aber andächtigen Feier«, bei der die Patin die Passage aus dem Evangelium über die Samariterin am Brunnen liest, vierzehn Gäste zu uns nach Hause. Wie alle Babys bin ich hungrig, ja sogar gierig, schreie zuweilen nachts – zu lange, wie meine Mutter findet. Vor allem, wenn mein Vater nicht da ist. Der Therapeut meiner Mutter gibt auf Nachfrage folgende Einschätzung dazu ab: Ich denke, mein Vater ist tot, und sie soll mir erklären, dass er auf Dienstreise ist und wiederkommen wird. Sie befolgt diesen Rat sofort, was zu einer ruhigen Nacht führt: Ich habe nicht geschrien! Ich bin zuweilen geschwätzig und vergnügt, zuweilen ganz quengelig mit laufender Nase. Dann lerne ich zu klatschen und beim Abschied zu winken. Maman zufolge werde ich »ein kleiner stämmiger Kerl und habe Oberschenkel und Waden, die eine gute Keule abgeben würden«. Was soviel heißt, dass sie mich zum Anbeißen findet! Maman geht nun wieder aus zu kulturellen Veranstaltungen; ich habe also eine gewisse Selbstständigkeit erlangt und stehe nicht mehr so stark im Mittelpunkt ihres Lebens. Das ist im Sommer 1984. Ende desselben Jahres ziehen wir aus Paris fort. Ich mag offenbar das Radio, das ich voll aufdrehe, das Telefon mit dem ich so tue, als spreche ich, bevor ich den Hörer fal-

all das war auch ne tolle Einschätzung!

len lasse, der dann an der Schnur baumelt. Was Papa glauben lässt, dass Maman stundenlang mit ihren Freundinnen telefoniert. Und sobald ich Musik höre, fange ich an, mich um mich selbst zu drehen, und breche dann begeistert auf dem Teppich zusammen. »Kurzum, er ist sehr niedlich, der kleine Kerl«, schreibt Maman und fügt hinzu: »Er ist ein echter Wirbelwind, der aber auch sehr zärtlich sein kann. Arthur ist ein Baby, das sehr anziehend ist, aktiv, pfiffig, neugierig, und er braucht viel Schlaf. Man muss sich schließlich erholen!« Mit einem Wort, meine Mutter liebt mich sehr.
Bei der Sauberkeitserziehung hat Maman es nicht eilig. Sie hat psychologische Ratgeber zum Thema gelesen und will deren Empfehlungen befolgen. Ich bin zwei Jahre alt, als Maman versucht, mich davon zu überzeugen, auf den Topf zu gehen. Im Sommer 1985 bin ich bei meinen Großeltern väterlicherseits und der Liebling meines Großvaters, der »verrückt nach mir ist und mir alles verzeiht«.
Und im September 1986 komme ich in den Kindergarten: »Welch harte Probe! Henri hat ihn am ersten Tag hingebracht«, schreibt Maman, »und als ich ihn um 11 Uhr 20 abholte, hat Arthur zehn Minuten lang geweint, ja regelrecht geschluchzt, was ihm sonst nie passiert. Das macht mir großen Kummer. Am nächsten Tag noch immer Weinen, aber nicht mehr so lange. Drei Tage später kein Schluchzen mehr.«
Nach einer Woche lief ich zum Kindergarten und drehte mich nicht einmal mehr um, um auf Wiedersehen zu sagen. Vielleicht war es wirklich eine Probe für mich, aber für Maman auch. Sie berichtet mehrmals von Ärger im Zuge eines Gruppenwechsels. Im selben Jahr bekomme ich auch eine neue Tagesmutter, die auf mich aufpasst, wenn Maman in Paris ist.
Vier Jahre lang schreibt Maman nicht in das gelbe Heft. Ich weiß nicht, warum. 1989 beginnt sie wieder mit dem Aufschreiben, einige Monate nachdem ich in die erste Klasse gekommen bin. In diesem Jahr kehren wir auch nach Paris zurück, und meine klei-

ne Schwester Audrey wird geboren. Maman spricht von »erschütternden Veränderungen in meinem Leben«. Trotzdem habe ich sehr gute Freunde in der neuen Schule und »bin verliebt in Charlotte«. Wenn ich in Reims aus der Schule kam, fuhr ich immer Fahrrad. In Paris geht das nicht. Darunter leide ich sehr. Aber auf dem Land, wo meine Eltern gerade das Haus renoviert haben und wo wir regelmäßig hinfahren, werde ich Profi im Schleudern mit dem Fahrrad. Ich habe einen Ferienfreund, den ich in meine Heldentaten einweihe. In der Schule spiele ich in den Pausen gerne Murmeln und am liebsten Fußball. Mein Freund Antoine ist der Beste im Fußball, außerdem ist er hervorragend im Judo, und ich bewundere ihn. Im Frühjahr 1990 fahre ich mit der Klasse auf Entdeckungsreise auf einen Bauernhof östlich von Paris, und Maman achtet darauf, mir täglich einen Brief mit Aufklebern zu schicken. »Um ihm eine Freude zu machen, aber ich glaube, dass er nicht darauf angewiesen ist«, kommentiert sie.
Während des darauffolgenden Sommers in der Bretagne fahre ich wie immer viel Fahrrad, ich lerne schwimmen im Mickey-Club und mache meinen sechsten Pony-Kurs in den Ferien. Schon mit fünf konnte ich ohne Sattel reiten. Sport macht mir Spaß.
Ein paar Tage, bevor die Schule wieder anfängt, bringen wir mit Mühe die Ferienhausaufgaben zu Ende: »Es ist höchste Zeit!«, notiert Maman in ihr Heft. Ich bin sieben Jahre alt, und Maman hat Schwierigkeiten, mich zum Lernen anzuhalten: »Wie schwierig es doch ist, Dichtung auswendig zu lernen! Es ist eine Passage aus dem *Kleinen Prinzen* von Saint-Exupéry. Wenn man chinesisch mit ihm sprechen würde, hätte das dieselbe Wirkung auf ihn. Ich werde beim nächsten Elternabend mit seiner Lehrerin über die Auswahl der Literatur sprechen, die mir wirklich über den Fähigkeiten eines siebenjährigen Kindes zu liegen scheint«, schreibt Maman. Und zum ersten Mal notiert sie: »Henri hat sich über seinen Sohn aufgeregt. Armer Arthur, das ging nicht in seinen Kopf

hinein!« Offensichtlich bereitet mir das Auswendiglernen Probleme. Alles andere geht. Ich lerne Gitarre spielen. Papa hat mir eine gekauft. Ich »wechsle mühelos« zwischen meinem Skateboard, dem Fahrrad, den Murmeln, meinem liebsten kanadischen Freund Antoine und meiner neuen Flamme Julie.

Im Januar 1991 stellt Maman zwei Bemerkungen nebeneinander. Eine über den Krieg: »Heute Abend werden wir wissen, ob der Krieg [der Zweite Golfkrieg] erklärt wird oder nicht.« Und die andere zu meinem zweiten Zahn, der herausfiel, als ich in mein dick mit Schokocreme beschmiertes Brot biss: »Die Zahnfee wird ihm zehn Francs unters Kopfkissen legen.« Auch wenn mein Leben in diesem Jahr insgesamt ohne weitere Probleme verläuft und die Mädchen mir schöne Augen machen, fange ich an zu schmollen: »Ich weiß nicht warum, außer dass er alles wie sein Vater macht. Tatsächlich ist Henri hin und wieder schlechter Laune, wenn er abends müde von der Arbeit heimkommt.«

Endlich – beim wiederholten Lesen des gelben Heftes finde ich einen Satz, der sich auf die Umstände meiner Zeugung bezieht: Sie scheinen durch Schwangerschaft, Geburt und Heranwachsen ansonsten völlig aus Mamans Bewusstsein verdrängt zu sein. Sie ist Mutter, und das genügt ihr. Es ist November 1991, zwei Jahre nach Audreys Geburt. Ich bin acht Jahre alt und stelle Maman Fragen über meine Herkunft. Sie schreibt: »Letzte Woche hat Arthur mir abends sehr wichtige Fragen zu seiner Herkunft gestellt: das kleine Samenkorn von Papa, das auf das von Maman trifft, Unfruchtbarkeit, die Möglichkeit, dem durch ein kleines Samenkorn eines anderen oder durch Leihmütter oder auch durch eine Adoption abzuhelfen. Seine Cousins regen ihn zu solchen Gedanken an, und er mag es sehr, über diese Dinge zu sprechen: Er interessiert sich für die verschiedenen Möglichkeiten, die Schwierigkeiten des Lebens zu überwinden.«

Das ist alles. Danach geht Maman wieder zu anderen Dingen über und erzählt, welche Fortschritte ich beim Tanzen mache: »Er ist in einen höheren Tanzkurs aufgestiegen und findet das ganz toll. Er muss über den sarkastischen Bemerkungen seiner Klassenkameraden stehen, die ihn ›Weichei‹ nennen, weil er sagt, dass er gerne tanzt. Glücklicherweise lässt sein Lehrer ihn anders tanzen als die Mädchen und lässt ihn Sprünge üben, während sie Spitzentanz machen.«

Ich habe noch ein paar Seiten zu lesen. Im Januar 1992 nimmt Maman uns mit auf den Flohmarkt in Saint-Ouen. Ich kaufe mir dort eine kleine Tischglocke, einen Haken in Form eines Pferdekopfes, um meinen Schlafanzug daran aufzuhängen, und zwei Zigarettenattrappen, die aussehen, als seien sie schon angezündet, um in der Schule damit anzugeben. Ich bin achteinhalb Jahre alt. Jeden Samstagabend sucht Papa sorgfältig die Videokassette aus, die die ganze Familie anschaut. Seine Wahl fällt zurzeit immer auf »die großen und immer noch aktuellen Klassiker«. Ich scheine mich mit Franz-Josef aus *Sissi* und Professor Higgins aus *My fair Lady* zu identifizieren. Noch immer habe ich dieselben Schwierigkeiten mit Französisch, während ich Mathe sehr gern mag. Es muss wohl Gespräche darüber zwischen den Eltern geben, da Maman dazu schreibt: »Henri freut sich darüber, ein Mathe-As als Sohn zu haben, ich finde es schade, dass er sich so wenig fürs Lesen interessiert. Laut zu lesen langweilt ihn, schreiben nervt ihn, Grammatik zu pauken deprimiert ihn. Trotzdem besorgt Henri ihm weiterhin hartnäckig Kinderbücher in großer Schrift und ohne allzu viele Bilder. Und er versetzt ihm einen moralischen Tritt in den Hintern, damit er ihm hinterher die Geschichte erzählt.«

Dann beginnen die Notizen, die sich auf die Sitzungen bei einem Psychologen beziehen. 1992 gehe ich sehr regelmäßig dorthin, »um mein Problem mit den Noten und dem Lernen in der Schule zu verstehen«. Ich unterbreche die Lektüre im gelben Heft, um mich zu erinnern. Ich glaube, es fing in der ersten Klasse an. Meine

Mutter war damals mit meiner Schwester Audrey schwanger, und ich hatte viele Fragen. Weil ich mit den Gedanken immer woanders zu sein schien, wollte die Lehrerin gerne, dass ich zu einem Logopäden gehe. Aber ich hatte gar kein derartiges Problem. Tief im Innern wusste ich genau, dass ich diese Termine nicht brauchte. Ich wollte aber den Platz gerne behalten. Denn ich brauchte einen Ort, um darüber zu sprechen.

Dann nahm meine Mutter mich mit zu »Capitaine Haddock«, einem von unserer Familie so genannten und sehr geschätzten Therapeuten. Aus meinen Zeichnungen leitete er ab, dass ich lediglich Ermutigung und Anerkennung bräuchte. In der vierten Klasse ging ich zu einem anderen Therapeuten, bei dem ich einschlief. Er bereitete mir Unwohlsein, schon allein seine Art, sich hinzusetzen. Darum beschloss ich, einfach einzuschlafen. Auf jeden Fall war es so, dass ich mich als widerspenstiges Kind an einen anderen Ort versetzte, sobald ich merkte, dass ich von einem Erwachsenen beeinflusst werden könnte, den ich verabscheute. Ich hatte auch den Eindruck, dass meine Eltern ihre Verantwortung uns gegenüber auf die Psychologen abwälzten. Das gefiel mir nicht. Aber vielleicht hatten sie wegen unserer besonderen Stellung als »DI-Kinder« Angst, falsch mit uns umzugehen. Die professionelle Unterstützung war ihnen wohl eine Beruhigung.

Da ich in der Schule nicht gerade glänzte, versuchte ich, für das geliebt zu werden, was mir selbst am fremdesten war: meinen Körper. Fremd in dem Sinne, dass die Hälfte meines Körpers von etwas Unbekanntem stammte. Als Kind schlenderte ich gerne einfach umher, hüpfte auf dem Bett der Eltern, fuhr Dreirad und später, wie Maman schreibt, Fahrrad auf einer niedrigen Mauer, die in den bretonischen Strand hineinragte, wo ich die Ferien verbrachte. Von dieser Mauer aus konnte ich jeden Moment hinunterfallen. Und ich warf gerne Steine, ohne zu wissen, wo sie aufschlagen würden. Das gefiel mir.

Seit ich vier Jahre alt war, machte ich Gymnastik und Akrobatikkurse, später Tanz. Es war ein wenig Zufall, dass ich beim klassischen Tanz landete. Eigentlich hätte ich lieber Rock 'n' Roll gewollt, aber ungeduldig wie ich war hatte ich keine Lust, mich bei der Einschreibung für den Kurs anzustellen. Als ich in der Umkleidekabine des Tanzkurses die Mädchenhorde sah, war ich beruhigt, denn ich mochte die Mädchen gerne. Im letzten Grundschuljahr fand man mich übrigens auf deren Toilette. Ich gab den Mädchen Küsse im Tausch gegen Bonbons: zwei Küsse für ein Caramba, einen für eine Haribo-Erdbeere. Naiv zu sein, ist ja nicht verboten: Schließlich liebte ich Süßigkeiten.

Ich hatte schon immer Sinn fürs Theater. Ich mochte es, Raum einzunehmen, vorne auf der Bühne zu stehen. Meine Eltern bewunderten mich sehr, wenn ich tanzte. Als ich etwa zehn Jahre alt war, begann ich mit dem Theaterspielen und machte es über mehrere Jahre hinweg. Außerdem fand ich alle Sportarten attraktiv: Basketball, Fußball, Tennis, Leichtathletik … Ich war glücklich, wenn ich Medaillen gewann, aber wichtiger war es mir, mich zu verausgaben und mich zu zeigen. Außerdem hatte ich gelernt, mein Idol Michael Jackson nachzumachen. Schon in der dritten Klasse hatte ich alle Poster von ihm. Sicherlich sah ich in ihm etwas Weibliches, das mich anzog. Wenn ich Michael Jackson vor Freunden imitierte, kündigte Papa mich sehr stolz mit einer begeisterten Rede an. Allerdings hatte er nicht gemerkt, dass mich dabei die Frage beschäftigte: Bin ich ein Mann oder eine Frau? Aus Angst, ein Mann zu werden, ein echter harter, starker Mann, entwickelte ich nur zu gerne meine weibliche Seite, und zwar mit Tendenz zur Hysterie. Ich identifizierte mich schnell mit femininen Vaterfiguren, mit Männern, die ihre Gefühle aussprechen konnten. Mit all jenen, die in hohem Maße sensibel waren. Mein Vater machte mir damals sicherlich Angst, denn er war jemand, der Entscheidungen traf, der ständig forderte: »Legt euch einen Panzer zu!«

Das war zwar zu viel verlangt von mir, aber ich hörte das gerne, weil es letztlich zeigte, dass Papa – man möge mir den Ausdruck verzeihen – durchaus Manns genug war, Vater zu sein.

Nachdem ich von Papas Unfruchtbarkeit erfahren hatte, mochte ich es übrigens sehr, wenn er in Unterhosen vom Schlafzimmer ins Bad ging. Ich hatte mir nämlich unter seiner Sterilität ganz konkret vorgestellt, dass er keine Hoden hätte, und konnte mich bei dieser Gelegenheit davon überzeugen, dass ich mich täuschte: Da war noch etwas in seiner Unterhose. Das beruhigte mich. Als ich klein war, hielt ich mir auch das Zipfelchen, um sicher zu sein, dass ich eines hatte, und mein Vater sagte dann: »Aber dein Zipfelchen wird doch nicht wegfliegen!«

Ich fragte meinen Vater, ob ich seine Brust anfassen dürfe. Er antwortete: »Ja, einverstanden, aber nur ein Mal!«

Ich lernte meinen Körper durch seinen kennen. Ich fand, dass er große Hände hatte, und wollte die gleichen haben. Später, als ich größer wurde, verglich ich mich nicht mehr mit meinem Vater, weil ich wusste und fühlte, dass ich nicht den gleichen Körper wie er haben würde. Ich ging körperlich ganz und gar auf Abstand zu Papa. Ich erlebte es als sehr ungut, als mein Körper sich veränderte, weil ich keinerlei Ahnung hatte, wem ich ähneln würde. Da ich nicht der genetische Sohn meines Vaters war, hatte ich keine Vorstellung von meinem zukünftigen Körper. Ich fragte mich sogar, ob mein Körper lebte oder tot war. Die Problematik für Mädchen, die aus einer Samenspende stammen, ist wahrscheinlich nicht dieselbe wie für Jungen. Ein Junge, der seinen Samenspender nicht kennt, hat in der Pubertät keinen rechten Orientierungspunkt in körperlicher und sexueller Hinsicht, wohingegen ein Mädchen seine genetische Mutter als Vorbild oder Anti-Vorbild hat. Das ist allerdings nur eine Vermutung meinerseits, denn es existieren keine Studien über die Erfahrungen von Kindern aus donogener Insemination in Bezug auf ihr Geschlecht. Doch für die einen wie die anderen gibt es den Spender, diesen »zweiten« Mann.

Ich lese weiter im gelben Heft. Noch immer Ferien! Ich habe Riesenspaß an Fahrradrennen und beim Schwimmen. Mamans Interesse gilt meinem Verhalten meinen Cousinen gegenüber. Nicht immer leicht mit älteren Mädchen…, aber sie sagt, »ich habe mich gut geschlagen«.

1992, die Schule fängt wieder an: keine große Begeisterung, so scheint es. Wiedersehen mit meinem Therapeuten und meinem kanadischen Freund Antoine. Ich erweitere meine außerschulischen Aktivitäten: Pfadfinder, Messdiener, Naturerkundung und am Wochenende Tennis: »Es scheint nicht zu viel für ihn zu sein, denn zu Hause langweilt er sich; er mag gerne Teil einer Mannschaft sein, beim Tennis mit seinem Vater konkurrieren, draußen sein.«

Wieder ruhen Mamans Aufzeichnungen, bis 1994. Sie bittet mich um Entschuldigung. Ich bin nun in der sechsten Klasse und spiele noch immer Theater. Und vier Jahre später, 1998, notiert Maman, dass ich Jugendgemeinderat der Stadt bin. Diese neue Verantwortung gibt mir einen ersten Einblick in städtische Belange und Politik ganz allgemein. Jeden Mittwoch schaue ich gleichzeitig mit Neugier, Interesse und Bestürzung die Wortgefechte der Abgeordneten aus der Assemblée nationale. Ich bin fünfzehn Jahre alt. In dem kleinen gelben Heft sind noch viele leere Seiten.

Ich hänge sehr an diesem Heft, denn die Leute meinen oft, dass ich bei der Suche nach meinem Erzeuger auch ein Familienleben suche. Doch ich habe eins, das mir gefällt. Es ist mir sehr schwer gefallen, meinem Vater zu sagen, dass ich ihn liebe, und ihm ebenso, doch wir haben es uns gegenseitig gezeigt. Aber er war nie überschwänglich. Auf einem Schiff, das zur Île d'Yeu vor der französischen Atlantikküste fuhr, beobachteten wir einmal einen Vater, der sehr zärtlich zu seinem Sohn war. Ich war neidisch. Ich erinnere mich, dass Papa dieses körperliche Verhalten übertrieben fand.

Und so äußerte ich meinen Wunsch nach Zuneigung nicht. Aber der Gedanke an sich, eine andere Familie zu haben, ist überhaupt nicht reizvoll für mich. Dafür ist gar kein Platz in meinem Herzen. Mit Schwiegereltern ist das etwas anderes, später, wenn ich einmal heirate. Und ich wünsche mir Schwiegereltern, die ihre Rolle im guten Sinne erfüllen, also Menschen, die mich annehmen, ohne Abhängigkeit ihnen gegenüber und ohne diese unbewusste und uneingestandene Aggressivität, die die Abhängigkeit gegenüber den eigenen Eltern mit sich bringt.

Ich liebe meine Familie, und Gott weiß, wie sehr ich mich trotzdem mit Justine gestritten habe. In der Schule machte ich so ziemlich alles wie meine ältere Schwester und wiederholte wie sie auch die siebte und zehnte Klasse. Aber unsere Beziehung war äußerst konfliktgeladen. Zwischen uns war eine Rivalität, ja beinahe Hass. Maman wusste das und versuchte oft, mich vor meiner Schwester in Schutz zu nehmen.

»Ich muss schon sagen, dass Arthur mich nervte, wenn er mit mir spielen wollte. Ich hatte überhaupt keine Lust dazu. Das riss mich aus meinen Träumen …«, erzählt meine Schwester heute schmunzelnd.

Doch es gab auch einen tiefen Respekt zwischen Justine und mir. Ich bewunderte ihre unverfrorene Art, ihre Fähigkeit, schnell Freundschaften zu schließen und sich die Realität schöner zu machen. Ich beneidete sie sogar darum. Und umgekehrt bewunderte Justine mich für meine Gabe, meinen Mund halten zu können und Schlägen aus dem Weg zu gehen, für die Dinge, die ich mir aneignete, wie das Tanzen, und dafür, dass ich zwar nur wenige, dafür aber langjährige Freunde hatte. Ich machte bei ihren Dummheiten mit so wie sie mir zu Hilfe eilte, wenn irgendein Kind Streit mit mir suchte.

Doch da ich, nachdem ich zunächst »mollig« gewesen war, wie Maman in ihrem Heft schreibt, später eher schmächtig war, be-

nutzte Justine mich sozusagen als Punching-Ball. Ich bekam ihre ganze Gewalt ab, die eigentlich an die Eltern gerichtet war.
Vor allem nahm ich es Justine sehr übel, dass sie mir eines Tages, als ich noch klein war, sagte: »Dein Vater ist gar nicht dein Vater.«
Maman hatte mir einige Zeit zuvor schon denselben Stich versetzt und mir gesagt, dass man einem großzügigen Herrn dankbar sein müsse. Von da an hatte ich übrigens ein gestörtes Verhältnis zu Geschenken. Denn offenbar gab es auch verhängnisvolle Geschenke ... Natürlich sagte Justine auch deswegen »dein Vater ist nicht dein Vater«, weil sie Papa nicht mit mir teilen wollte: Ich machte ihr ihren Platz streitig. Ich erinnere mich, als wäre es gestern gewesen, dass sie hinter mir herlief, als ich mich mit einem Laster in mein Zimmer flüchtete. Sie stürzte sich auf mich und schrie: »Arthur, dein Vater ist nicht dein Vater, hast du das verstanden, ja oder nein?«
Ich brach völlig zusammen. Ich spürte, dass meine Schwester litt. Und ich selbst litt auch. Ich wollte zu meinem Vater ins Wohnzimmer. Ich beobachtete ihn heimlich und betrachtete ihn eingehend aus meinem Versteck. Und während ich ihn so ansah, sagte ich mir selbst: »Nein, er hat sich nicht verändert. Er ist noch immer mein Vater.«
Die Beziehung zu meiner Schwester Audrey war ganz anders. Als ich sie direkt nach der Geburt sah, sagte ich sofort: »Wie schön sie ist!«
Sie war eben meine kleine Schwester. Ich nahm sie unter meine Fittiche mit dem Gedanken, dass sie niemals leiden sollte. Sie gab mir Selbstbestätigung und Ruhe. Ich brachte ihr viele Dinge bei, und sie machte mir alles nach. Ich war überaus beschützend, fast wie ein Vater. Wenn wir Quatsch machten, passierte es durchaus, dass sie mir folgte und ich die Sache beendete, sobald ich merkte, dass es für sie gefährlich werden könnte. Audrey erlebte übrigens

die Tatsache, aus einer donogenen Insemination zu stammen, nicht wie Justine und ich. Wir beide hatten, jeweils auf unsere eigene Weise, den Weg geebnet.

Wenn es mir gelänge, durch all das, was ich gerade habe anklingen lassen, davon zu überzeugen, dass ich bei der Suche nach meinem Erzeuger nicht gleichzeitig auch eine Familie suche, dann wäre ich glücklich. Ich habe tatsächlich oft den Eindruck, beweisen zu müssen, dass ich ein Familienleben habe und um etwas ganz anderes kämpfe. Mein Leben in der Familie ist sichtbar, darum habe ich auch nicht das Bedürfnis, darüber zu sprechen. Aber es ist unerträglich, dass jemand, der leidet, sofort ganz generell verurteilt wird. Du leidest, also bist du mehr oder weniger ein Idiot: Du liebst deine Familie nicht. Aber das ist falsch! Leid steht für eine absolute Wahrheit. Und es reicht nicht, sich das Leiden von jemandem nur anzuhören. Man muss ihm helfen und dieses Leiden wie eine Wunde versorgen. Doch versorgen bedeutet auch handeln. Auch um das zu verstehen, habe ich meine ganze Jugend gebraucht.

Selbstverständlich bin ich Teil einer neuen Form von Familie, denn von der väterlichen Funktion meines Vaters wurde die des Erzeugers abgekoppelt. Dank der biologisch-juristischen Fiktion, die aus mir dennoch voll und ganz seinen Sohn machte, gab ihm das Gesetz die Sicherheit, seine väterliche Verantwortung ausüben zu können. Doch glaube ich, dass diese neuen Familienformen von denjenigen, die sie eingeführt haben, im Hinblick auf die Kinder nicht in aller Konsequenz zu Ende gedacht wurden. Wann hört man endlich damit auf, die Realität zu leugnen? Die Paare, die einen Antrag stellen, kommen mit dem Ziel zum Cecos, eine Familie zu gründen, ein Baby zu bekommen. Nachdem es jahrelang nicht geklappt hat, greift man auf Zellen eines Mannes aus Fleisch und Blut zurück, um danach so zu tun, als wäre alles in bester Ordnung? Und wenn eines der 50 000 DI-Kinder schließlich Rechenschaft fordert, will man es eher glauben machen, dass es seine Familie nicht liebt, als ihm zu sagen: Nun ja, der Umgang mit der DI und die Verwaltung durch die Cecos müssen neu diskutiert werden. Seit dem Zusammenschluss der Cecos als Verband und der gemeinsamen Satzung von 1995 gehört es tatsächlich zu deren wissenschaftlichen Aufgaben, »das Zustandekommen der Befruchtung, die Schwangerschaft sowie die Kinder, die mithilfe assistierter Reproduktion durch Spende von Fortpflanzungszellen oder Embryonen entstanden sind, zu evaluieren« (die Satzung des Cecos-Verbandes findet sich auf der Website http://www.ethique.inserm.fr). Demnach sollen alle Kinder, die durch künstliche Befruchtung mit Samenspende entstanden sind, ihren Beitrag dazu leisten können, dass die bestehende Praxis neu überdacht wird. Das ist aber bis heute nicht der Fall.

Wie jedes gewöhnliche Paar, das sich liebt, haben auch meine Eltern geheiratet. Sie rechneten damit, ein oder mehrere Kinder zu bekommen. Als sich keine Schwangerschaft einstellte, hatten sie nur einen Gedanken: ihre Wunschvorstellung dennoch umzusetzen, auch auf die Gefahr hin, die Realität zu leugnen: »Ich bin wie ein Kuscheltier für euch, das ihr verloren hattet und dem ihr hinterher gerannt seid!«, habe ich ihnen mehr als einmal ins Gesicht geschrien.

Jetzt sind sie da, eure Kuscheltiere, sie sind groß geworden und zwingen euch, euch selbst infrage zu stellen. Keine Chance, euch einfach davonzustehlen! Mit fünfzehn schenkte ich meinen Eltern ein Buch von Thomas Gordon, »Wie wird man Eltern?«. Es reicht eben nicht, Kinder zu bekommen – um jeden Preis. Es ist legitim für ein Paar, dem eigenen Leben durch Nachkommen eine Kontinuität zu geben. Aber was ist danach? Darum rate ich allen zukünftigen Eltern: Wenn ihr Kinder habt, dann helft ihnen und redet mit ihnen. Sie brauchen Worte der Liebe. Also gebt euch Mühe, euren Worten auch Sinn zu geben und ihn den Kindern zu vermitteln.

Im Labyrinth der Geheimnisse

Im Jahr 2004 wurden in Frankreich 113 000 künstliche Befruchtungen vorgenommen, darunter auch diejenigen durch donogene Insemination, mithilfe derer schließlich 17 791 Kinder geboren wurden (Agence de la biomédecine). Die assistierte Reproduktion ist in Frankreich verheirateten Paaren und heterosexuellen Lebensgemeinschaften, die mindestens zwei Jahre zusammengelebt haben, vorbehalten. So will es das aktuelle Gesetz.

Ich gehöre damit zu den 50 000 Kindern in Frankreich, die seit Bestehen der Cecos durch donogene Insemination gezeugt wurden. Aber vor allem gehöre ich zu den wenigen, die dies von klein auf wissen, denn damals rieten die Cecos den Eltern, ihren Kindern nichts zu sagen. Wie viele tatsächlich in derselben Lage sind, weiß ich nicht, und es lässt sich auch nicht belegen, da es an entsprechenden Statistiken mangelt.

Seit Inkrafttreten des Bioethik-Gesetzes von 1994 unterschreiben unfruchtbare Paare jeweils eine Einverständniserklärung im Hinblick auf die künstliche Befruchtung. Bis dahin lag der Vorgang der künstlichen Insemination allein im Ermessen der Cecos-Verantwortlichen, die sich lediglich an eine interne Regel hielten. Seit 1994 füllen also alle Paare, die einen Antrag auf künstliche Insemination stellen, bei jedem Befruchtungsversuch ein Formular aus. Und die Spender ebenfalls. Diese Dokumente, die sowohl Empfänger als auch Spender identifizieren, werden vom Arzt gegengezeichnet und im Cecos archiviert. Die Zuweisung und die Weitergabe des gespendeten Spermas an das Empfängerpaar erfolgen anonym. Dieses Prinzip der Anonymität, gegen das ich mich wende, ist seit den Bioethik-Gesetzen vom Juli 1994 im Code Civil, dem Bürgerlichen Gesetzbuch in Frankreich, verankert. Die darin und in der Gesetzesänderung von 2004 ausgearbeiteten Regelungen legen die Praxis der Cecos zugrunde, nach der diese wissen, wer der Spender und wer das Empfängerpaar ist. Natürlich »könnte dies eines Tages die Möglichkeit der Rückverfolgbarkeit bieten«, so das Comité Consultatif National d'Éthique (CCNE), der nationale Ethikrat. Ich selbst betrachte diese Rückverfolgbarkeit nicht als Möglichkeit, sondern als absolute Notwendigkeit. Mit welchem Recht haben allein die Ärzte Zugang zu Informationen, die für unser Leben wichtig sind, wichtig für uns Kinder, die schließlich das Ergebnis ihrer Versuche sind? Wer würde schon akzeptieren, dass Adoptionsakten ausschließlich der Verantwortung von Gynäkologen übergeben würden?

Durch donogene Insemination gezeugte Kinder, deren Eltern ihnen dies nicht sagen, werden also im Prinzip niemals davon erfahren. Ich verdanke es allein meinen Eltern, dass ich schon sehr früh über die Umstände meiner Zeugung Bescheid wusste. Genetisch gesehen bin ich nicht der Sohn meines Vaters, und ich kenne meinen Erzeuger nicht. Ich weiß nur das, was meine Eltern mir gesagt haben. Über die Informationen, die die Cecos ihnen nicht gegeben haben, verfüge auch ich nicht. Und genau da liegt mein Problem. Meine Mutter war – inspiriert von Françoise Dolto – da-

von überzeugt, dass man uns sagen müsse, dass wir durch eine Samenspende gezeugt wurden. Als sie mit Justine schwanger war, hatte sie sich einer Psychoanalyse unterzogen, die sicherlich nicht der passende Schlüssel für jede Tür ist, aber die auf jeden Fall die Trauer und das »Aussprechen« leichter gemacht hat. Es gab überhaupt keinen Zweifel für sie: Das Geheimnis über die Umstände unserer Zeugung musste sehr früh gelüftet werden.
Mein Vater sah keinen Vorteil darin, uns darüber in Kenntnis zu setzen, aber er beugte sich auch hier dem Wunsch von Maman. Er fand, dass alles gut lief, und fürchtete eher, dass es uns durcheinanderbringen könnte. Und er glaubt auch noch immer, dass dies bei Justine und mir der Fall gewesen ist. Doch gleichzeitig hat Papa seine Unfruchtbarkeit und die Konsequenzen daraus akzeptiert: »Ich hätte es schön gefunden, wenn meine Kinder mir äußerlich ähnlich gewesen wären, aber andererseits hätte ich dabei nichts gewonnen, denn schließlich sind sie so alles andere als schlecht geraten.«
Meine Mutter gesteht ein: »Es stimmt, ich hatte durchaus eine Trauer zu verarbeiten. Mir gefällt ja auch die äußere Art meines Mannes. Wenn man die Trauer um die fehlende physische Ähnlichkeit nicht durchlebt, dann tendiert man wahrscheinlich dazu, den Kindern lieber nichts über die Art ihrer Zeugung sagen zu wollen, vermute ich. Etwas zu sagen, heißt ja auch, es zu akzeptieren.«
In der Familie wussten außer uns nur meine Großeltern väterlicherseits und die Karmeliter-Schwester meiner Mutter Bescheid, was die Sache natürlich kompliziert machte. Am Anfang wahrten wir alle völliges Stillschweigen. Es gehörte einfach nicht zu unserem Verhaltensrepertoire, Dinge über das Privatleben eines Paares oder einer Familie zu verbreiten. Da meine Eltern in dieser Hinsicht keinerlei Recht auf Beratung oder auf psychologische Begleitung durch das Cecos hatten, tasteten sie sich aufs Geratewohl

voran. Sie taten also aus dem Bauch heraus, was ihnen für uns und für sie selbst gut erschien. Mittlerweile sind manche Cecos, zumindest theoretisch, aufmerksamer im Hinblick auf diesen Aspekt: Bevor sie dem Wunsch der Paare entsprechen, regen sie diese dazu an, dem Kind gegenüber die Zeugungsumstände nicht zu verheimlichen. Das ist auch besser so.

Als Kind kniffen mir die Leute manchmal in die Wange und sagten mir: »Ganz der Papa!«

Maman freute sich immer darüber, und sie dachte lange Zeit, dass es sowohl Papa als auch mir Freude machen würde, bis ich ihr gegenüber zugab, wie sehr mich diese Äußerungen in Angst versetzten. Offenbar hatten sich ihre Wunschvorstellungen da verselbstständigt. In Wirklichkeit stach es mir ins Herz. Niemand behandelte uns vorsichtig, weil eben niemand Bescheid wusste. So war ich sehr neidisch auf meine adoptierten Cousins, die von solchen unfreiwillig vernichtenden Worten verschont blieben. Für sie und für ihre Eltern, die die Adoption der künstlichen Insemination vorgezogen hatten, war es völlig klar, dass sie keinerlei äußere Ähnlichkeit mit irgendjemandem aus der Familie hatten. Sie hatten Glück. Ähnlichkeit spielt nach wie vor eine wichtige Rolle in einigen kinderreichen Familien, in denen auf Blutsverwandtschaft und die oftmals verherrlichte Vergangenheit gesetzt wird. Wie eben in meiner Familie mütterlicherseits. Wenn ich zum Objekt dieser Vergleiche wurde, wusste ich nicht, was ich sagen oder tun sollte, und litt daran. Genetisch waren wir – meine Schwestern und ich – die Kinder unserer Mutter. Aber nicht die unseres Vaters.

Ich wusste also, dass ich das Ergebnis einer geschickt eingefädelten Inszenierung war, eines wissenschaftlichen Experiments, bei dem die Konsequenzen, die uns Kinder betrafen, überhaupt keine Rolle spielten. Wir waren Versuchskaninchen, und ich bleibe bei der Behauptung, dass wir es noch immer sind, da keinerlei Verlauf in Bezug auf die Spender oder die Empfängerpaare und noch weniger im Hinblick auf die Kinder dokumentiert ist. Wie kann es sein, dass ein solches wissenschaftliches Experiment nicht analysiert wurde und keiner ernsthaften Kritik ausgesetzt war? Die Cecos gehörten anfangs zum öffentlichen Dienst und kamen den Bedürfnissen der Paare und Spender nach. Wenn sie dies nicht mehr tun, dann rutschen sie vom öffentlichen Dienst in die strikte Reglementierung eines Staatsorgans ab und nehmen schließlich noch Züge eines solchen innerhalb einer Diktatur an.

Zu meinem großen Glück habe ich Eltern, die dazu imstande waren, zunächst zu akzeptieren, dass sie keine ganz eigenen Kinder würden haben können, bevor sie uns bekamen, meine Schwestern und mich. So konnten sie uns wirklich annehmen. Für meinen Vater sind wir ein bisschen wie Adoptivkinder. Er ist nicht eitel, und selbst wenn er nicht gerne über seine Unfruchtbarkeit spricht, so akzeptiert er sie doch und fühlt sich deswegen nicht in seiner Männlichkeit infrage gestellt. Für meine Mutter gibt es eine genetische Abstammung, zu der etwas hinzukommt, das durch den Spender mit Adoption vergleichbar ist. Das Bedauern meiner Eltern darüber, dass sie ihre Gene nicht gemeinsam haben weitergeben können, beherrscht also nicht alles, schließlich haben sie es vorgezogen, uns schon in unserer frühen Kindheit von den Umständen unserer Zeugung zu erzählen. Das war ihnen auch deshalb möglich, weil die Unfruchtbarkeit für Papa niemals eine Schande war, obwohl er darunter gelitten hat. Wenn die Unfruchtbarkeit vom Paar als gravierende Schwäche erlebt wird, tendieren die Eltern sicherlich eher dazu, so zu tun, als wäre nichts Besonderes mit ihren Kindern, und ihnen die Art und Weise ihrer Zeugung zu verschweigen. Das erklärt vielleicht, warum heute nur so wenige Spenderkinder davon wissen.

Damals machten Papa und Maman sich gar nicht bewusst, dass es sich bei dem Sperma des Spenders um etwas Lebendiges handelte.

Sie übersahen völlig, dass es von einem Mensch, einem denkenden Wesen stammte. Und das Cecos als Institution trägt durchaus zu dieser Täuschung bei. Allein schon durch sprachliche Details: Meine Eltern sprachen immer von den »Pailletten«. Das klingt »sauber«. Ich selbst spreche von »Samenspende«. Viele Mediziner sprechen von »Gameten«, ich sage, dass es sich um »Fortpflanzungszellen« handelt. Tatsächlich bezeichnet dieser Begriff, der im Griechischen »Hochzeit« bedeutet und sich in Begriffen wie Monogamie oder Polygamie wiederfindet, »die geschlechtliche Fortpflanzungszelle, die die Hälfte der Chromosomen der übrigen Zellen des Organismus besitzt«. Da ich aus einer Insemination mit anonymem Spendersamen stamme, weiß ich nichts über die dreiundzwanzig Chromosomen, die zur Bildung meines Organismus beigetragen haben. Damit das ganz klar ist!
Leider wird alles dafür getan, die Paare aus der Verantwortung zu entlassen, und aufgrund ihres Leidens sind sie den Weißkitteln derartig dankbar, dass sie nicht einmal mehr daran denken. Das trifft auch auf andere medizinische Bereiche zu, aber in der Reproduktionsbiologie nimmt die Entmündigung der betroffenen Personen zuweilen erschreckende Ausmaße an. Aus dem einfachen Grund, dass die Ärzte hier mehr als sonst beim Entstehen von Leben helfen. Man vertraut ihnen also 150prozentig, und die Dankbarkeit wird gerne angenommen, solange keinerlei Fragen über die genaueren Umstände der künstlichen Befruchtung gestellt werden. Meine Eltern haben das ebenso wie viele andere erlebt. Normalerweise definiert man Unfruchtbarkeit als die »Schwierigkeit, Leben zu schenken«, und ein Paar wird als unfruchtbar bezeichnet, wenn sich nach zwei Jahren mit regelmäßigem Geschlechtsverkehr keine Schwangerschaft eingestellt hat. Das bedeutet aber, dass zu diesen zwei Jahren noch die Monate oder Jahre hinzukommen, in denen auf eine Schwangerschaft mithilfe einer künstlichen Befruchtung gewartet wird: Da die Eltern dabei sehr abhängig von der Medizin

werden, wird der zunächst positiv besetzte Kinderwunsch leicht zum negativen Mangelgefühl. Die betroffenen Paare vergessen dabei ebenso wie der Gesetzgeber oder einige Ärzte, dass die Spende von Fortpflanzungszellen nicht einfach eine Spende irgendwelcher »biologischer Zellen« ist, und damit ebenso wenig vergleichbar wie mit einer Organspende. Aber alle Welt ist darum bemüht, den genetischen Aspekt der Spende zu verwischen, indem der Spender auf künstliche Art und Weise aus der ganzen Geschichte ausgeklammert wird. Ich nehme es den Medizinern, den Gesetzgebern, aber auch den Bürgern übel, dass sie die Abgeordneten an ihrer Stelle haben entscheiden lassen. Aus reiner Bequemlichkeit hat der Gesetzgeber beim Gesetz zur Spende von Samen- oder Eizellen einfach dasjenige zur Blutspende kopiert, die nach dem Grundsatz »freiwillig, unbezahlt und anonym« funktioniert. Die Ärzteschaft ist im Besitz der Informationen über den Spender und nicht dazu berechtigt, sie zu verbreiten. Andernfalls riskiert sie eine Gefängnisstrafe von zwei Jahren sowie eine Geldstrafe.

Die Cecos-Ärzte wollen die Informationen wohl vor allem deswegen nicht herausgeben, weil sie sonst ihre Macht verlieren würden. Daneben befürchten sie aber auch – zu Unrecht –, dass die Aufhebung der Anonymität zu einem Rückgang der Spender führen werde. Dieses Argument findet man in vielen Studien, aber mir persönlich ist es egal. Zurzeit ist es die Zahl der Antragsteller, die auf exponentielle Weise ansteigt – Schätzungen zufolge um 2000 bis 4000 pro Jahr, wohingegen die Anzahl der Spender vergleichsweise konstant bleibt. Die Wartezeit für einen künstlichen Befruchtungsversuch durch eine Insemination hat sich also erheblich verlängert. Die Anfragen spiegeln im Übrigen eine in Entwicklung begriffene Gesellschaft wider, denn sie stammen heute nicht mehr nur von verheirateten oder zusammenlebenden Paaren. Handelt es sich also überhaupt noch darum, mithilfe der assistierten Reproduktion eine medizinische Antwort auf ein medizinisches Problem zu liefern? Künftig werden sich die Ärzte den von ihnen sogenannten »Grenzfällen« gegenübersehen: allein stehende Frauen, homosexuelle Paare, Frauen in den Wechseljahren oder Frauen, deren Partner verstorben ist ... Dieser Personenkreis nutzt zunehmend das Internet für Spendenaufrufe im Stil von »Suche gute Fee, die ...«.

Dazu muss man allerdings sagen, dass sich seit Entstehen der Cecos 1973 die generelle Einschätzung verändert hat: Es ist zu beobachten, dass in der unendlichen Debatte um angeborene und erworbene Eigenschaften das Pendel wieder zurückschwingt. So sieht der Wissenschaftler Georges David, der die Samenbanken der Cecos mitgründete, mittlerweile ein: »Vor dreißig Jahren glaubte ich ganz naiv, dass die genetische Vaterschaft keine Bedeutung mehr hätte und dass nur der Vater zählen würde, der das Kind liebt. Doch unsere Gesellschaft hat sich im Gegenteil dahingehend entwickelt, dass sie völlig auf die genetische Abstammung fixiert ist, wie die zunehmenden DNA-Tests zeigen.«

Es scheint tatsächlich fortan als Recht eines Menschen beurteilt zu werden, seine genetische Herkunft zu kennen. Man gesteht den Kindern weltweit das Recht zu, Mutter und Vater zu kennen. Doch sollte die Charta der Vereinten Nationen das Wort »Vater« nicht durch den Begriff »Erzeuger« ersetzen? Die Gründung des CNAOP (Conseil National d'Accès aux Origines Personnelles), des Nationalrats für den Zugang zur persönlichen Herkunft, in Frankreich ist ein Schritt in diese Richtung. Doch wir sollten nicht die Augen vor der Realität verschließen: Von 3000 Anfragen pro Jahr von anonym geborenen Kindern werden nur etwa fünfzig bearbeitet. Und man fragt sich, ob diese Organisation wirklich von Nutzen ist, umso mehr, als die Verantwortlichen, wie allgemein bekannt ist, die Anonymität befürworten. Und die Kinder – wer denkt eigentlich an sie? Wenn ein Schiff kentert, heißt es immer »Frauen und Kinder zuerst«, weil sie die Zukunft unserer Gesellschaft sind.

Unsere Gesellschaft täte gut daran, diesen gesunden Menschenverstand neu zu entdecken was uns betrifft. Doch leider merke ich, dass meine berechtigten Fragen nach meiner genetischen Herkunft von einigen noch immer als kindisch betrachtet werden. Obwohl ich doch längst kein Kind mehr bin …

Das Problem der anonym Geborenen unterscheidet sich von unserem Problem, denn diese Menschen kennen weder ihre mütterliche noch ihre väterliche Herkunft. Aber sie haben ganz generell viel für die Anerkennung des Rechts eines Menschen auf die Kenntnis seiner Herkunft getan. In Frankreich beruht das Festhalten an der Anonymität vielleicht auch darauf, dass viele Kinder aus außerehelichen Beziehungen stammen. Manche Befürworter betonen den Vorrang des Familienfriedens vor dem Zugang zur eigenen Herkunft. Mit dieser Haltung um des sozialen Friedens willen wird somit vor allem der Frieden der Erwachsenen aufrechterhalten. Doch diejenigen, die auf der Suche nach ihrer genetischen Herkunft sind, weisen diese Heuchelei zurück, und das stößt nicht gerade auf Wohlwollen …

Was unsere Situation als »DI-Kinder« besonders schwierig macht, ist, dass unsere Eltern, auch wenn sie das Geheimnis unserer Zeugungsumstände gelüftet haben, nicht alle unsere Fragen beantworten können. Daher kann ich Nathalie Rives nicht zustimmen, die der Auffassung ist, dass »die Enthüllung des Geheimnisses die Anonymitätsfrage nach sich ziehen kann, ohne diese aber zwingend notwendig zu machen« (*Peut-on se prononcer pour ou contre la levée de l'anonymat dans le don de sperme?* [Für und Wider der Anonymität bei der Samenspende], Laboratoire de Biologie de la Reproduction, Cecos de Rouen). Einzig und allein die Cecos wissen, wer der Spender ist: Das führt zwangsläufig dazu, dass die Eltern in die Position der Kinder versetzt werden gegenüber denjenigen, die über das entsprechende Wissen verfügen, und ebenso gegenüber ihren eigenen Kindern. Ein Elternteil, der einem Kind

»ich weiß nicht« antwortet, wird schnell »entidealisiert«. Seine Illusionen von den eigenen Eltern zu verlieren, ist zwar ein ganz normaler Prozess im Zuge der Selbstwerdung, dies aber aufgrund der Unkenntnis der eigenen Eltern im Hinblick auf ein derart entscheidendes Thema wie die Herkunft zu tun, scheint mir doch besonders schmerzhaft zu sein. Meine Eltern kennen mein genetisches Erbgut nicht, das vom Samenspender stammt. Und der Begriff »Erbgut« ist hier wörtlich zu nehmen: Sie wissen ebenso wenig wie ich, was ich als Erbe mit auf den Weg bekommen habe.

Am Anfang waren sie in dieser Hinsicht ziemlich sorglos, denn ihr vorrangiges Ziel war es, Eltern zu werden. Heute geben sie zu, dass ihre Kinder das Recht haben, mehr darüber zu erfahren, vor allem dann, wenn sie selbst im zeugungsfähigen Alter sind. So wird selbst für Eltern wie die meinen, die sich für Offenheit entschieden, durch die Anonymität eine unbekannte Größe aufrechterhalten: selbst das enthüllte Geheimnis bleibt letztlich ein Geheimnis.

Vor der Verabschiedung des Gesetzes von 1994 konnten Menschen wie ich, die mithilfe von donogener Insemination gezeugt wurden, überhaupt nichts über die vorgeblich oder tatsächlich durch die Cecos archivierten Daten zur Identifizierung erfahren. Die heutige Situation ist anders: Die Cecos werden dazu angehalten, ihre Daten bezüglich der Empfänger und Spender zwanzig Jahre lang aufzubewahren. Die Agence de la biomédecine empfiehlt in ihrem Jahresbericht von 2006 sogar, die Daten noch länger aufzubewahren. Etwa aus dem Grund, dass wir eines Tages nachfragen werden? Auf jeden Fall zeigt es, welch große Bedeutung man inzwischen diesen genetischen Identifizierungsdaten beimisst, die sich im Besitz der Cecos befinden.

Meine Schwester Justine hatte als Jugendliche einen extremen Umgang mit dem Thema: Sie erzählte all den lieben Cousinen, dass sie ein DI-Kind sei, und provozierte damit natürlich. Ich habe es ihr sehr übel genommen, dass sie das Schweigen brach, und meine Eltern auch. Ich für meinen Teil konnte schweigen wie ein Grab, wenn etwas mich wirklich tief bewegte. Und ich war damals ein sehr folgsames Kind, äußerst gehorsam und darauf bedacht, meinen Eltern in allem zu gefallen – das brave Kind, das nicht mal piep sagt.

Jedenfalls haben Justines vertrauliche Mitteilungen gegenüber unseren Cousinen zu nicht ganz einfachen Situationen geführt: Diese oder jene Cousine wusste Bescheid, während ihre eigene Mutter von nichts wusste. So wurde das Geheimnis in einer zweiten Phase durch meine Schwester auch in der Verwandtschaft enthüllt, nämlich bei den Kindern. Justine hatte sich damals eine Lösung ausgedacht, die sie in Bezug auf die DI zufriedenstellte: Für sie waren wir »Geschenke Gottes«. Wenn man davon ausgeht, dass alle Kinder Geschenke Gottes sind, O. K. Kinderwunschpaare verwenden übrigens dieselbe Begrifflichkeit in ihren Spendenaufrufen im Internet: Es wäre, so sagt ein Paar, »ein Geschenk des Himmels«. Doch unser Fall liegt ja anders: Die Trennung zwischen Geschlechtsverkehr und Zeugung (zu der notwendigerweise noch ein Dritter hinzukommt, der mithilfe von Masturbation Samen spendet) macht aus dem über das wissenschaftliche Experiment waltenden Arzt Gott höchstpersönlich – ein grandioser Irrtum. Diese Sichtweise ist in meinen Augen unerträglich – sie bestärkt die Selbstgewissheit und die Allmacht der Medizin.

So äußerte sich zum Beispiel der Pariser Reproduktionsmediziner René Frydman in einer Fernsehsendung zum Thema Abstammungsgeheimnisse folgendermaßen: »Man muss damit aufhören, die Genetik derart überzubewerten – und dass gerade ich das sage, will schließlich etwas heißen!« (*Les secrets de la filiation* [Abstammungsgeheimnisse], Sendung vom 18. Dezember 2006, von Benoît Duquesne und Valérie Abécassis, ausgestrahlt auf dem öffentlichen Sender der französischen Nationalversammlung und des Senats, LCP Public Sénat.) Ich hätte von dem Fortpflanzungsexperten Frydman, dem weltweit als »Vater der In-Vitro-Fertilisation« bekannten Spezialisten eigentlich erwartet, dass er die Bedeutung der Genetik nicht noch weiter schmälert … Warum sollte er an dem Ast sägen, auf dem er selbst sitzt und mit dem er sein Brot verdient? Er fügt hinzu: »Jeder Mensch wird mit einer mehr oder weniger einfachen Geschichte geboren. Jeder stellt sich Fragen über die Umstände seiner Geburt.«

Nein, Herr Frydman, ich stelle mir keinerlei Fragen zu meiner Geburt, sondern darüber, was davor geschehen ist und was teilweise in der Verantwortung der Ärzte liegt. Er fährt fort: »Wer stellt sich denn keine Fragen über die Umstände seiner Geburt oder darüber, wie man lebt, weil man eben in dieser oder jener Familie gelandet ist?«

Wenn man in einer Familie »landet«, wie Professor Frydman sagt, dann verstehe ich auch, warum manche Kinder »zerbrechen«! Und ganz im Sinne dieser Märchen fügt er noch hinzu: »Heute weiß man, dass sich viele gute Feen über die Wiege der Kinder beugen. Natürlich übernehmen ein Mann und eine Frau die Verantwortung über die Erziehung und geben ihre Liebe weiter. Aber in dieser Konstellation können auch verschiedene genetische Wurzeln eine Rolle spielen. Und dann ist noch eine ganze Reihe von Personen innerhalb der Gesellschaft an der Herausbildung des Individuums und der Persönlichkeit des Kindes beteiligt. Man muss den Blick weiten und die Dinge in eine hierarchische Ordnung bringen. Ich möchte sagen, dass in dieser Hierarchie das Band des Herzens zählt, die sozialen Bindungen, was nicht heißt, dass man die anderen Elemente außer Acht lassen oder schmälern sollte, aber man muss ihnen den richtigen Platz zuweisen.«

Vielen Dank, Professor Frydman, dass Sie uns mitteilen, was für Sie zählt und was in Ihren Augen auch für uns zählen sollte. – Aber leider trifft die von ihm beschriebene Hierarchie für mich überhaupt nicht zu. Wie kommt es nur, dass in seiner Ordnung der

Dinge der Spender, der schließlich auch ein menschliches Wesen ist, gar nicht vorkommt? In meiner Hierarchie nimmt der Spender, ob es ihm gefällt oder nicht, mehr Raum ein als der behandelnde Arzt, der die Übertragung von dessen Samenzellen vornimmt. »Wissenschaft ohne Gewissen ist nur Ruin der Seele«, sagt man. Obwohl ich mein genetisches Erbgut nicht kenne, so weiß ich doch genau, welche Werte mir vermittelt wurden, und daran halte ich mich …

Die dritte Enthüllungsphase des Geheimnisses um unsere Zeugungsweise folgte unmittelbar auf meine Volljährigkeit, und zwar mit der Zustimmung und Unterstützung meiner Eltern. Sie verstanden, dass nach ihrem Leid auch ich eine schwere Zeit durchlebt hatte, anders zwar, aber nicht weniger schmerzhaft. Sie haben es geschafft, den Teil von mir und meinen Schwestern, dessen Chromosomen in keiner Weise von ihrem genetischen Erbgut stammen, vollkommen zu akzeptieren. Und weil sie spürten, dass meine Gesundheit auf dem Spiel stand, beschlossen sie, der ganzen Familie von unseren Zeugungsumständen zu erzählen. Dabei waren sie auf die unterschiedlichsten Reaktionen gefasst. Viele fielen »aus allen Wolken«. Nach der Hochzeit hatte die Mutter meiner Mutter sich zwar einige Jahre lang gewundert, warum ihre Tochter kein Kind bekam, aber sie hatte nicht nachgefragt. Auch nicht, als Maman dann schwanger war. Man sprach in ihrem Milieu nicht darüber, was einen wirklich betrifft, was einen glücklich oder unglücklich macht, oder über den eigenen Körper. Sie hatte völlig vergessen, dass sie selbst ihr eines Tages einen Artikel über künstliche Insemination gezeigt und ihr gesagt hatte: »Wenn ich auf so eine Methode zurückgreifen würde, dann würde ich keinem davon erzählen! Das geht niemanden etwas an außer das Paar selbst!« Als sie nun mit der Realität konfrontiert war, brauchte meine Großmutter einige Zeit, um diese zu akzeptieren, obwohl sie selbst ihr quasi den Anstoß dazu gegeben hatte …

Für eine Schwester von Maman war ich eine Art Ideal, und es war ein Schock für sie zu erfahren, dass ich ein DI-Kind bin. Ich war zwar nicht plötzlich ein anderer, aber für sie hatte sich trotzdem etwas verändert. Der Cecos-Psychologe Jean-François Pernot sagt, dass »das, was den Menschen ausmacht, das ist, was er erlebt, unabhängig von seiner biologischen Ausgangssituation. Die Genetik an erste Stelle zu setzen, ist eine rein medizinische Denkweise«. Ich glaube, dass er sich irrt. In meiner Familie mütterlicherseits stand die Genetik keineswegs an erster Stelle. Vielmehr ist es wohl so, dass es das Beziehungsgefüge innerhalb einer Familie völlig durcheinanderbringen kann, wenn plötzlich etwas Wichtiges, von dem man vorher nichts wusste, ans Tageslicht kommt. Eine andere Schwester von Maman hielt das Ganze zunächst für einen Witz. Sie hatte sich nach der Geburt viel um Audrey gekümmert und sie fast wie ihre eigene Tochter betrachtet – sie selbst hatte keine. Die Nachricht traf sie sehr, denn sie hatte überhaupt nichts geahnt. Andere sagten, dass »sie nicht urteilten«, aber ihre spätere Haltung zeigte das Gegenteil. Manche bekräftigten ihre tiefe Zuneigung sogar und fanden die richtigen Worte, wie meine Karmeliter-Tante, die die wunderbare Idee hatte, uns einen sehr zugewandten Brief zu schreiben, den ich als wahren Segen empfunden habe.

Schließlich waren meine Eltern dazu bereit, die Karten offen auf den Tisch zu legen, und halfen mir dadurch, den Schlussstrich unter meine Jugend zu ziehen, die eigentlich unbeschwert hätte sein sollen, aber letztlich davon geprägt war, was ich aus heutiger Sicht ganz einfach als Inkohärenz der Erwachsenen bezeichne, und zwar die meiner Eltern inbegriffen. Für sie bedeutete die DI die Möglichkeit, ihr Unfruchtbarkeitsproblem zu lösen, worüber ich mich für sie und alle betroffenen Paare freue. Doch für meine gesamte Entwicklung bedeutete sie, dass sich alles immer nur vor diesem Hintergrund abspielte. Als ich als Jugendlicher anfing, meinen Vater mit meinen Fragen zu nerven, hatte er überhaupt keine Lust, sich mit der Vergangenheit zu beschäftigen. Es ging ihm einfach »auf den Sack«, wie er mir im Spaß sagte. Aber weil er begriff, wie sehr mein Leben von der DI beherrscht war, versuchte er mir ernsthaft zu antworten. Dabei stellte sich heraus, dass er »überhaupt nichts zur Insemination an sich sagen konnte«, die er aus seiner Sicht eben »über sich ergehen ließ, wobei er sich aber an die Spielregeln hielt«. Mittlerweile ist mein Vater froh darüber, dass wir Bescheid wissen, weil er weiß, dass das Ungesagte doch immer irgendwann zutage tritt. Heute ist er davon überzeugt, dass die Paare eine psychologische Begleitung brauchen, um auf die Fragen ihrer durch DI gezeugten Kinder zu antworten. Und das sind nicht wenige …

Auf Drängen meiner Mutter unterzog sich auch mein Vater einer Psychoanalyse. Anfangs wieder einmal, um ihrem Wunsch nachzukommen, und er war vor allem ärgerlich darüber, dass der Analytiker immer wieder das Augenmerk darauf richtete, wie er es empfand, »Vater, aber nicht Erzeuger« zu sein. Das ließ natürlich die noch immer offene Wunde, die von seiner Unfruchtbarkeit herrührte weiter aufbrechen. Und so wechselte er nach einigen Jahren den Therapeuten.

All das Bemühen meiner Eltern, Sinn in ihre Geschichte zu bringen und die Fäden zu entwirren, trug sehr stark zu unserer positiven Auseinandersetzung bei. Die Spenderanonymität kann die Eltern darin bestärken, das Geheimnis über die Zeugungsumstände aufrechtzuerhalten, doch bei meinen Eltern war es genau umgekehrt: Sie hoffen nach der Enthüllung des Geheimnisses wie ich darauf, dass die Anonymität aufgehoben wird.

Mit anderen jungen Menschen, die mithilfe einer DI gezeugt wurden, gehöre ich zu einer Generation, die zum Umdenken in Theorie und Praxis aufruft. Einer vor Kurzem erschienenen Studie der Cecos zufolge seien wir nur fünfundzwanzig DI-Kinder, die nach ihrer Herkunft fragen … Es scheint mir unangemessen, die genaue Anzahl der Personen zu ermitteln, die sich beim Cecos melden, statt nach ihrem Leiden zu fragen. »Wie groß auch immer der Anteil der Kinder sein mag, die sich um einen Zugang zu ihrer genetischen Herkunft bemühen – man muss auf ihre Fragen antworten können und sich somit selbst fragen, wie eine mögliche Änderung des Gesetzes in Frankreich aussehen könnte«, meint ein Reproduktionsbiologe.

Diese Herangehensweise liegt mir näher, denn ich zittere jedes Mal, wenn ich ein anderes DI-Kind sprechen höre, so zum Beispiel Estelle, die bei einem Kolloquium im April 2006 Folgendes berichtete: »Ich wusste immer, dass ich mithilfe einer DI gezeugt wurde. Meine Eltern haben es mir sehr früh erzählt, aber in der Familie durfte es niemand wissen. Ein echtes Tabu! Vor diesem Hintergrund habe ich mein Leben gestaltet. Aber mir fehlt der Ausgangspunkt meiner Geschichte. Und damit ein Ast meines Stammbaums. Ich möchte wissen, wer dieser Mann ist, sein Gesicht kennen.«

Ich stimme völlig mit ihr überein, denn ich bin in derselben Situation: Das Geheimnis ist gelüftet, aber die Anonymität bleibt bestehen. Ebenso schließe ich mich auch Adelines Protesthaltung an: »Ich verlange die Aufhebung der Anonymität, um die letzten Steine im Puzzle meiner Erbanlagen rekonstruieren zu können. Mir fehlt meine genetische Geschichte, und das ist durchaus keine Nebensächlichkeit! Wenn ich mich im Spiegel betrachte, dann weiß ich, dass ich zu einem Teil meiner Mutter ähnlich sehe. Aber diese Nase ähnelt vielleicht der von jemand anderem ... Und ich würde ihn gerne treffen, ebenso wie meine Halbbrüder und -schwestern, die dank dieses Spenders durch Insemination geboren wurden ... Sein genetisches Erbe wurde ja sozusagen in alle Richtungen verstreut.«

Zumindest habe ich das Glück, nicht wie sie mit dem Unwissen aufgewachsen zu sein. Ein zerstörerisches Unwissen, das auf ihrer

Kindheit und Jugend lastete, denn ihre Eltern sagten ihr überhaupt nichts … Sie fügt hinzu: »Aber ich spürte genau, dass ein Rätsel um meine Herkunft im Raum stand, ich war überzeugt davon, dass ich die Tochter meiner Großeltern war …, bis ein Freund der Familie meine schlechte Verfassung nicht mehr ertragen konnte und die Wahrheit aussprach.«

Genau das ist oft das Problem bei Geheimnissen oder Rätseln, von denen Françoise Dolto sagt, dass sie dazu da sind, enträtselt zu werden … Meine Eltern waren durch die Vorwarnungen von Psychiatern und Psychoanalytikern gut informiert in Bezug auf Familiengeheimnisse. Sie wussten, dass ein Baby sozusagen einen internen Speicher im Bauch seiner Mutter hat und dass die Mutter ihrem Kind in den ersten Lebensmonaten ihren gesamten psychischen Apparat zur Verfügung stellt. Alles, was die Mutter auf emotionaler Ebene betrifft, wird an das Kind weitergegeben. Das bedeutet, dass das Kind zwar von einem Geheimnis nichts wissen kann, aber dass die damit verbundene Beunruhigung ihm auf jeden Fall unbewusst vermittelt wird. Das Kind spürt, dass irgendetwas nicht stimmt, denn ein Geheimnis zu bewahren, kostet sehr viel Energie. Also kann man das Geheimnis auch ebenso gut aussprechen, damit es sich nicht in der Familiengeschichte einnistet.

Meine Eltern vertrauten also den Psychoanalytikern. Gleichzeitig wussten sie, dass beides – sowohl die Genetik als auch ihre Liebe und Erziehung – wichtig war. Leider, »ob man nun will oder nicht, gibt ein Erzeuger sein Erbgut weiter. Im Falle der DI-Kinder gibt man ihnen sozusagen eine Leerstelle mit auf den Weg«, so Pauline Tiberghien, Gynäkologin in einem Reproduktionszentrum in Valenciennes und Vorsitzende des Vereins Procréation médicalement anonyme (auf Deutsch etwa Medizinisch anonyme Befruchtung), dessen Sprecher ich seit zwei Jahren bin. Mit dieser Leerstelle wollen wir, die DI-Kinder wie ich und ihre Familien, nicht länger leben.

Der Nationale Ethikrat CCNE (Comité Consultatif National d'Éthique) ermutigt in seiner Veröffentlichung *Zugang zur Herkunft, Anonymität und das Geheimnis der Abstammung* vom November 2005 dazu, das Geheimnis der Zeugungsumstände aufzuheben, nicht jedoch die Anonymität des Spenders. Das ist eine halbherzige Position, zumal der Ethikrat betont, dass das Zur-Sprache-Bringen der Zeugungsumstände durch die Eltern die Frage nach dem Spender aufwerfen kann, wohingegen »diese Frage sich gar nicht stellt, wenn das Geheimnis bestehen bleibt. Es betrifft nicht nur die Art der Befruchtung, sondern auch die Identität der Person, die die Zeugung ermöglicht hat«. Und die Position des Ethikrats verdeutlicht einen weiteren wichtigen Punkt: Die Spenderanonymität verleitet dazu, die Zeugungsumstände zu verheimlichen, und dieses Geheimnis existiert nur für das Kind. Die Anonymität des Spenders hingegen betrifft beide – Eltern und Kind. Einverstanden. Aber meines Wissens wurde kein einziges Kind, das mithilfe künstlicher Befruchtung gezeugt wurde und mittlerweile erwachsen ist, im Zusammenhang mit dieser Veröffentlichung befragt. Das überrascht außerordentlich, zumal der Ethikrat selbst einen gewissen Mangel in dieser Hinsicht erkennt: »Bisher liegen nur wenige Studien zu dieser Frage vor.« Nur eine Einzige wird immer wieder zitiert, so auch vom CCNE: das Werk von Jean-Loup Clément, *Mon père, c'est mon père* (2005). Auf der Grundlage von Interviews mit jungen Menschen, die wie ich aus einer donogenen Insemination stammen, zieht der Autor durchaus vorschnelle Schlüsse. Darüber fällt es mir schwer, seiner Arbeit große Glaubwürdigkeit zu attestieren, weil Jean-Loup Clément über fünfundzwanzig Jahre lang als Psychologe beim Cecos in Lyon angestellt war. Und auch der Ethikrat äußert sich vorsichtig zu seiner Person: »Der Autor erwähnt, dass kinderpsychologische Studien Kinder, die durch DI gezeugt wurden, nicht als Risikogruppe in der Bevölkerung darstellen würden wie zuvor die Adoptivkinder. Dem

Cecos zufolge fordern scheinbar nur sehr wenige dieser Kinder die Aufhebung der biologischen Anonymität. Dafür müssten sie allerdings auch erst einmal über die Art der Befruchtung Bescheid wissen, was noch längst nicht der Fall ist.«

Es ist unverkennbar, dass wir uns hier aufgrund des Fehlens eingehender Studien und einer mangelnden breiten Quellenlage im Bereich der Spekulationen bewegen. Die Behauptungen stützen sich lediglich auf Aussagen der Cecos. Und was der Ethikrat zwar nicht wörtlich sagt, was man aber zwischen den Zeilen liest, ist, dass die Aufrechterhaltung der Anonymität die Macht der Cecos stärkt. Dazu später ausführlicher.

In meinem Fall, in dem ja aus der Zeugungsart kein Geheimnis gemacht wurde, betrifft die Anonymität des Spenders mich sehr viel mehr als meine Eltern: Es war ihre eigene Entscheidung, und auf biologischer Ebene sind sie nicht selbst von der Samenspende betroffen, die zu meiner Zeugung führte. Bis zum Beweis des Gegenteils ist es mein genetisches Erbgut, um das es geht, nicht das Ihrige. Darum gestehe ich dem Ethikrat durchaus das Verdienst zu, »eine echte gesellschaftliche Debatte über die Grenzen des Anonymitätsprinzips anzuregen, um die eigenen Wurzeln, vor allem auch in Fällen von künstlicher Befruchtung, kennenlernen zu können«. Danach sehnt sich mein ganzes Wesen. Was aber die öffentliche Debatte schwierig macht, manchmal sogar bösartig werden lässt, ist das Verschweigen von Tatsachen von medizinischer Seite im Hinblick auf die Aufhebung der Spenderanonymität, und zwar zuweilen mit trügerischen Argumenten. So erklärte Professor Georges David am 22. August 2006 in der Zeitschrift *Le Parisien*: »Wenn man die Anonymität aufhebt, dann muss man auch den tatsächlichen Erzeuger durch einen DNA-Test bei der Geburt ermitteln können. Dabei wird es manchmal Überraschungen geben. Der Erzeuger ist nicht unbedingt der Spender, sondern der Vater des Kindes, dessen Unfruchtbarkeit letztlich doch nicht 100pro-

zentig war …, oder der Liebhaber der Mutter. Solche Situationen gibt es durchaus, und sie sind höchst brisant.«
Brisant für wen? Für die Erwachsenen, die die Ärzteschaft schützen möchte? Sie haben damals Verantwortung übernommen. Warum sollte man sie jetzt daraus entlassen? Ist es denn die Aufgabe eines Mediziners, solche Situationen heraufzubeschwören, und inwiefern betrifft ihn das überhaupt? Und uns? Dass es für ein Kind wichtig ist, mehr über seinen Erzeuger zu erfahren, wer auch immer das sein mag, das ist ehrlich gesagt nicht die Sorge der Ärzte. Aufgrund der aktuellen Gesetzeslage bewahre ich noch immer ein, wie meine Mutter es zu Recht nennt, »Teilgeheimnis«: Der Schleier – und diesen Begriff verwende ich hier ganz bewusst – ist nur zur Hälfte gefallen. Ich bin dafür, dass das Kopftuch an Schulen verboten wird, damit die Schüler alle gleich sind, zumindest äußerlich, aber dann verlange ich auch, dass andere Schleier ebenso fallen, für mehr Gerechtigkeit und Wahrheit. In meiner Geschichte fehlt nach wie vor eins von zwei Kapiteln. Ich habe den Ausgang aus dem Labyrinth noch nicht gefunden.

Vater und Sohn

Wer glaubt, dass ich die Aufhebung der Spenderanonymität fordere, weil ich einen Vater suche, der ist dumm und verächtlich. Und ich habe genug davon, die Leute sagen zu hören: »Sein armer Papa!«, wenn ich darauf bestehe, meinen Erzeuger kennenzulernen. Ich muss keinen schwachen Papa beschützen. Er ist nicht schwach. Und weil ich einen Teil meiner genetischen Herkunft suche, weise ich damit ja nicht gleichzeitig meine gesetzliche und soziale Herkunft zurück. Ich liebe meine Familie, in der ich aufgewachsen bin, und ich liebe ganz besonders meinen Vater. Meine Geschichte hat sich in dieser Familie abgespielt und in keiner anderen, auch wenn ich manchmal, wie jedes andere Kind auch, ganz egal, auf welche Weise es gezeugt wurde, davon geträumt habe, andere Eltern zu haben, wenn sie meinen Vorstellungen nicht entsprachen.

Mein Vater ist derjenige, den meine Mutter als Vater ihrer Kinder gewählt hat. Er ist derjenige, der mir meinen Namen gegeben hat, der mich erzogen hat, der mich zum Studium getrieben und der mir meine Kämpfernatur mitgegeben hat. Er ist es, der mir mehr als jeder andere in seiner Begeisterung für die Sprache beigebracht hat, meine Worte genau zu wählen, den ich übertreffen wollte, um ich selbst zu werden. In schweren Momenten war er es, der mich zur Seite nahm und mir seine Werte in Erinnerung rief, die ich daraufhin zwar infrage stellte, aber die ich als seine Werte anerkannte und somit als gültig: Das waren »Ehrlichkeit, Mut, Willenskraft«.

Oder in Zeiten, in denen ich keine rechte Orientierung hatte, zeigte er mir Ziele auf: »Sich selbst suchen, finden, verwirklichen.« Auch wenn es nicht so scheint, habe ich das, was Papa mir sagte, immer verinnerlicht.

Mein Vater steht aber noch für vieles andere: Er ist Teil einer sehr herzlichen Familie, die große Stücke auf die Bretagne hält, er liebt Afrika und verbringt dort aus beruflichen Gründen einen Großteil seiner Zeit, er ist jemand, der sich gerne an anderen misst, der erwartet, dass man sich selbst übertrifft, der Mittelmäßigkeit nicht mag. Er hat sich für mich ein Ingenieurstudium an der École Polytechnique gewünscht so wie seine Eltern es sich für ihn gewünscht hatten. Er hat es nicht gemacht, und ich werde es auch nicht machen. Er ist es auch, der mir dabei geholfen hat, mich von meiner Mutter zu befreien, die mich sehr beschützte, weil ich ihr Sohn war, ihr einziger Sohn, sodass meine ältere Schwester Justine sehr eifersüchtig auf mich war. Er mag es, wenn jemand seinen Standpunkt verteidigt, und er lässt sich nichts vormachen.

Wenn er in Schwierigkeiten steckt, bedient mein Vater sich auch seines Humors. Ich habe gelernt, es in manchen Situationen ebenso zu machen, wie zum Beispiel an jenem Tag, an dem ein Junge meine Schwester Justine im Hof unseres Hauses ärgerte. Ich muss wohl sechs oder sieben Jahre alt gewesen sein. Was konnte ich einsetzen, um Justine aus der Klemme zu helfen? Ich wusste, dass ich, anders als mein Vater, grundsätzlich fruchtbar war, was zu recht exhibitionistischem Verhalten meinerseits führte. Zudem war ich mir sicher, dass meine Eltern mich auch mit meinem fremden Körper mochten. Im Hof herrschte also eine ziemlich angespannte Atmosphäre unter den Kindern. Ich ging auf den Jungen zu, der mir wie ein Riese erschien. Ich wollte meine Schwester verteidigen, war aber völlig hilflos. Da ließ ich meine Hose herunter und sagte zu dem Jungen: »Wenn du das auch kannst, darfst du Justine weiter ärgern. Sonst hör auf damit!«

Nach dem anfänglichen Lärm machte sich nun eine große Stille breit, gefolgt von schallendem Gelächter. Ich war sehr stolz auf mich. Aber am Abend schimpften meine Eltern mich aus, weil Justine ihnen alles erzählt hatte. Das war ungerecht, denn ich hatte den Eindruck, dass ich meine Schwester mithilfe meines Humors gerettet hatte.

Äußerlich bin ich meinem Vater, glaube ich, leider nicht ähnlich. Weil er nicht vollständig steril war, träumte ich aber hin und wieder, dass man mithilfe eines DNA-Testes eines Tages wissenschaftlich nachweisen könnte, dass ich genetisch gesehen doch sein Sohn bin. So viel zu meinem Wunsch, in jeder Hinsicht sein Sohn zu sein. Ich habe denselben Ausdruck und dieselbe Haltung wie Papa, aber im Spiegel suche ich immer danach, was von »dem anderen« sein könnte. Und trotzdem bin ich der Sohn meines Vaters. Als meine Schwester Audrey klein war, sagte sie dafür einmal Folgendes zu Papa: »Man glaubt, dass du das bist – eigentlich bist du es nicht, aber irgendwie bist du es trotzdem.«

Auch in den Fotoalben, die meine Mutter immer mit viel Freude und großer Sorgfalt anlegte, springt dies ins Auge. Wie auf jenem Foto, auf dem man meinen Großvater väterlicherseits, meinen Vater und mich sieht, mit folgender Bildunterschrift: »drei Generationen«. Als hätte meine Mutter sich selbst und diejenigen, die diese Alben durchblättern, davon überzeugen wollen, dass ich wirklich der Sohn meines Vaters bin und dass ich, ungeachtet meiner Zeugungsumstände, mit meiner Familie väterlicherseits verbunden bin, von Generation zu Generation. Diese Verbindung tut mir ebenso wohl wie sie mich stört. Denn der Begriff »Generation« bedeutet »generieren«, und genetisch gesehen habe ich eben nichts mit der Familie meines Vaters zu tun. Wenn ich dieses Foto anschaue, vermittelt sich mir ein Schweigen, von dem ich nicht sagen kann, ob es eher ergriffen, andächtig oder vorwurfsvoll ist. Auf einer anderen Seite des Albums gibt es ein tolles Foto von unseren Händen, als ob Maman mich auf diese Weise physisch mit Papa verbinden wollte, den Beweis im wahrsten Sinne des Wortes in der Hand. Die genetische Abstammung ist oftmals recht unsicher, übrigens auch bei Jesus. Mich erinnert dieses Foto daran, dass ich das genetische Erbe eines unbekannten Samenspenders in mir trage, der mir seine Gene weitergegeben hat. Das meine ich damit, wenn ich sage, dass meine Geschichte keinen Anfang hat. Und dabei kann ich es nicht belassen. Alle Babyfotos lösen gleichzeitig Freude darüber in mir aus, zu genau dieser Familie zu gehören, aber eben auch den Schmerz darüber, nicht zu wissen, wo meine Wurzeln ihren Ursprung haben. Mein Vater hat sich damit abgefunden, sich äußerlich nicht in seinen Kindern wiederzufinden. Ich dagegen kann nicht behaupten, dass ich immer gut mit der Tatsache leben konnte, nicht »das Ebenbild meines Vaters« zu sein.

Als ich meinen Ausweis erneuern ließ und es dort keinerlei Hinweis auf die Umstände meiner Zeugung gab, war ich überaus erstaunt. Ich war überzeugt davon, dass es dort einen Vermerk in der Art »DI-Kind« gäbe (die Diskussion um die Angabe der Zeugungsumstände in offiziellen Ausweispapieren wird weltweit über das Internet geführt. Siehe dazu auch die Arbeiten von Juristen wie Arnaud Cermolacce und Valérie Sebag, Université Paris 13). Ich heiße zwar Kermalvezen, aber kann man auch in einem offiziellen Ausweispapier davon sprechen, dass ich ganz und gar ein solcher bin? Dieses Dilemma verfolgt mich nach wie vor. Letztlich ist es eine biologisch-juristische Fiktion, die aus mir den Sohn meines Vaters macht.

Und trotzdem ist er es, auf den ich mich bei meinen allerersten Schritten verlassen konnte. Ich brauchte ihn dabei unbedingt an meiner Seite, um mich dann nach und nach selbst zu bewegen. Als ich ein Kind war, liebte mein Vater meine kräftige und sportliche Art sehr. Er ermutigte mich bei meinen Bocksprüngen und den Sprüngen ins Leere oben von den Dünen herab. Meine draufgängerische Seite gefiel ihm ungeheuer. Ich zeigte sie ihm allerdings auch in allen Ausprägungen in Bezug aufs Lernen, dem er ja sehr große Bedeutung beimisst. Anfangs schrieb ich es wohl unbewusst meinem Erzeuger zu, dass ich in dieser Hinsicht keine große Leuchte war. Zu glauben, dass die Probleme auf den Spender, diesen »unbekannten Anderen«, zurückzuführen sind, ist sowohl für das Kind als auch für die Eltern sehr verlockend. Ich wurde jedoch bald von einem Psychologen im Hinblick auf meinen Intelligenzquotienten beruhigt, was mir zweifellos dabei half, mich wieder als Sohn meines Vaters zu fühlen und zu verstehen, dass meine Probleme im Studium daran lagen, dass ich so stark mit der Geschichte um meine Zeugung beschäftigt war: Das wirkte sich eben auf mein Lernverhalten aus. Es ist weithin bekannt, dass der schulische Misserfolg von Kindern Ausdruck für anderes ist und dass man sich eher für die Gründe interessieren sollte, als noch mehr Nachhilfestunden zu geben. So zu tun, als wisse man nicht, dass DI-Kinder in hohem Maße mit der Geschichte ihrer Zeugung beschäftigt sein können, ist reine Ignoranz. Mein Vater hat das durch meine Provokationen verstanden und sich gefragt: »Wie kann ich Arthur dabei helfen, die besondere Art und Weise seiner Zeugung richtig zu verarbeiten?«

Dabei sagte er sich wie üblich: »Man muss jede Hürde als Chance begreifen.«

Jede Familie hat ihre Eigenarten: Bei uns wird bei Tisch nicht ferngesehen, und die Mahlzeiten sind ebenso wie gemeinsame Autofahrten dazu da, um miteinander zu reden. Wir haben uns immer über alle erdenklichen Themen ausgetauscht. Dabei sorgte Maman dafür, dass jeder zu Wort kam, und mein Vater gab Anhaltspunkte innerhalb des Gesprächs. Manche Familien reden ihr Leben lang über Probleme in der Welt, die im Fernsehen ausgebreitet werden, ohne aber jemals ein Wort darüber zu verlieren, was sie selbst erleben. Bei uns ist das anders.

Als ich klein war, sprach ich am Tisch nicht oder nur so wenig wie möglich, ganz einfach deshalb, weil mein Vater meine Schwester Justine ständig verbesserte. Sprache ist eines seiner Steckenpferde. »Was man gut begreift, kann man auch deutlich ausdrücken« – diese Maxime hatte er immer im Kopf, aber darüber hinaus ist er in einigen Punkten eben auch stur. Zum Beispiel sagt man nicht »Auf Wiedersehen«, sondern »Auf Wiedersehen, Madame oder Monsieur«, weil man sich ja an eine Person wendet, und so weiter und so fort. Ich hatte also Angst, mich schlecht auszudrücken und meinem Vater nicht zu gefallen, was dazu führte, dass ich stundenlang parlamentarische Debatten im Fernsehen verfolgte. Ich war sozusagen ein eifriger Schüler dieser »Sprachschule« und der dortigen Eloquenz bis zu dem Tag, an dem ich mich schließlich bereit fühlte: Ich begann, beim Essen zu reden. Ohne Fehler. Und so wurde ich in den Augen meines Vaters zu einem akzeptablen Gesprächspartner. Seitdem begleitet mich die Freude daran, passende Worte und treffende Formulierungen zu finden.

Ich konnte also in der Familie immer sagen, was ich dachte, unter der Voraussetzung, dass die Form stimmte. Und wenn ich meine Eltern, und vor allem meinen Vater, mit all meinen Fragen in die Enge trieb, so hatten sie doch zumindest verstanden, dass ich dies weder tat, um sie zu »nerven«, noch um mich undankbar gegenüber den Ärzten zu zeigen, die ihnen dazu verholfen hatten, Eltern zu werden. Und selbstverständlich musste ich meinen Vater, wie alle Jugendlichen, infrage stellen, um selbst erwachsen zu werden.

Aber ich verschaffte mir Gehör mit meinem tiefen Schmerz darüber, dass mein Vater nicht mein Erzeuger ist. Zumindest bei meinen Eltern. Sie verstanden, dass ich täglich befürchtete, auf der Straße oder in der Métro »irgendein Spender-Arschloch«, und vielleicht sogar *meinem* über den Weg zu laufen. Mein erster Reflex war tatsächlich immer, mich danach umzuschauen, ob nicht irgendein Mann mir ähnlich sah. Das steigerte sich zu einer echten Phobie davor, den Vater meiner Freundin zu treffen! Wenn er auch mein Erzeuger war, dann wäre sie meine Halbschwester …

Ich erinnere mich auch daran, dass ich während eines Vortrags nur Augen für den Redner hatte, dem ich hinterher Fragen zur künstlichen Insemination stellte, was überhaupt nichts mit dem von ihm behandelten Thema zu tun hatte: Ich dachte, schließlich könnte auch er *mein* Spender sein und dass das eine Möglichkeit sein könnte, ihn in die Enge zu treiben. Ganz abgesehen von der überaus klassischen Frage, vor der ich mich bei jedem Arztbesuch wahnsinnig fürchtete: »Und wie ist Ihre Vorgeschichte?«

Natürlich wusste ich, dass ich nur die Hälfte der Antwort parat hatte. Ich war also ständig damit konfrontiert, aus einer DI zu stammen, und war gleichzeitig völlig unfähig, darüber zu sprechen. Ich erinnere mich auch an ein Erlebnis in einer Apotheke, wo ich nach einem Anti-Allergikum fragte. Die Apothekerin sagte mir: »Allergien sind angeboren.« Maman, die mich begleitete, sagte beim Rausgehen: »Das muss vom Spender kommen, in unserer Familie hat niemand eine Hausstauballergie.«

Ich bin nicht der Einzige, der ständig auf seine unbekannte genetische Herkunft zurückgeworfen ist. Die Angst davor begleitet alle, die über ihre Zeugung mithilfe einer DI Bescheid wissen.

Trotz all dieser Ängste bin ich überzeugt, dass mein Vater derjenige ist, der mich geistig geprägt hat. Und ich trage seinen Namen. Als meine Großmutter väterlicherseits erfuhr, dass ich einen Film über meine Geschichte machen wollte, fragte sie mich sofort:

»Wirst du denn deinen Namen behalten?«

Natürlich hoffte sie, dass ich es nicht tun würde. Das hat mich schrecklich verletzt, denn unter allem, was ich von meinem Vater habe, ist der Name das Sichtbarste. Man kann sagen was man will – Unfruchtbarkeit wird noch immer als Schande innerhalb der Familien erlebt, und viele würden sich die Realität gerne schöner malen als sie ist. Meine Großeltern väterlicherseits schämten sich zwar nicht für die Unfruchtbarkeit ihrer drei Söhne, aber sie fühlten sich dafür verantwortlich.

Die Haltung meiner Großmutter ist bedauerlich, denn – Gene hin oder her – ich stamme von meinem Vater, von seinem Begehren, seinem Wunsch. Bei meiner Suche nach meinen genetischen Wurzeln zählt für mich am meisten, meinem Vater zu zeigen, dass er mein Vater ist, wohingegen er seinerseits sein Umfeld lange in der Illusion ließ, dass er mein Erzeuger ist. Außerdem meinen viele Männer, dass sie gute Väter sind, nur weil sie die Erzeuger ihrer Kinder sind. Doch man muss sich nur einmal umschauen – das eine hat nichts mit dem anderen zu tun. Vater zu sein, ist nicht so einfach wie Vater zu werden. Es ist eine echte Aufgabe. Das zeigt auch die Geschichte eines meiner besten Freunde, dessen Eltern sich hatten scheiden lassen und dessen Vater sich nicht um ihn kümmerte. Er befolgte meinen Rat und ging nach Südfrankreich, um dort mit seinem Vater zu leben und ihn besser kennenzulernen. So konnte er feststellen, dass sein genetischer Vater gar kein guter Vater war. Indem er ein Jahr mit ihm verbrachte, konnte er sich darüber selbst klar werden und sich zumindest ein paar Erinnerungen schaffen. Schluss also mit den Träumen!

Dass ich keinen Zugang zu meiner genetischen Herkunft habe, hat auch dazu geführt, dass ich mir bestimmte Fragen zu Jesus, dem »Sohn Gottes« stellte. Schon immer hat mich die Geschichte rund um seine Geburt gestört. Weil meine Zeugungsumstände so starken Einfluss auf mein Leben haben, konnte ich nicht verstehen, warum das bei Jesus nicht der Fall war. Er musste sich doch fragen, ob er aus einem Verhältnis zwischen Maria und einem anderen Mann als Joseph stammte. Natürlich hatte Jesus sich auf die Suche nach seiner Herkunft gemacht, als er mit zwölf Jahren in den Tempel ging. Im Sinne des jüdischen Gesetzes hatte er das Verlangen, seine eigene Geschichte zu verstehen. Ich habe mich stark mit diesem Jesus, dem Ausreißer, identifiziert, der die Gelehrten der Synagoge aufsucht, um sie zu unterrichten. Das Überraschende ist, dass Jesus im Evangelium nicht sagt »Wer ist mein Vater?«, sondern »Wer ist meine Mutter?« oder »Wer sind meine Brüder?«. Er stellt nicht so sehr die Vaterschaft, sondern die Mutterschaft und die Zusammengehörigkeit der Geschwister infrage. Das ist doch paradox! Jedenfalls entspricht das Bild der christlichen Familie, das die Kirche mit ihrem Beharren auf den Naturgesetzen und der Warnung vor DI heutzutage geltend macht, nicht dem der Familie von Jesus. Könnte man es nicht so sehen, als ob Jesus durch DI gezeugt wurde? Auf jeden Fall mochte ich immer Joseph gerne – er war »der Papa«. Von Maria hingegen kann ich das nicht behaupten, vor ihr hatte ich immer Schiss, weil ich nicht anders konnte, als ihr Ehebruch zu unterstellen.

Unsere Gesellschaft, die eigentlich viel christlicher ist als es oftmals scheint, hat mithilfe der Cecos viele kleine potenzielle Jesus-Abbilder geschaffen, deren Mütter ihre Männer nicht mehr betrügen. Danke Cecos: Dank euch musste meine Mutter nicht mit dem Briefträger schlafen, um uns, meine Schwestern und mich, zu bekommen!

Aufgrund meiner Zeugungsgeschichte war ich anderen Autoritätspersonen als meinem Vater gegenüber immer sehr vorsichtig.

Weil meine Eltern mir ja nicht sagen konnten, wer der Samenspender war, betrachtete ich nahezu alle Erwachsenen als Lügner, insbesondere die Lehrer während meiner Schulzeit. Wie sollte ich meine Eltern ernst nehmen, wenn sie meine Fragen nicht beantworten konnten, und somit alle Erwachsenen ganz generell? Einerseits litt ich darunter, dass ich viele Lehrerinnen hatte, wo ich doch Männer als vertrauenswürdige und überzeugende Vaterfiguren brauchte, andererseits kam ich aber auch mit den Lehrern nicht gut zurecht, weil ich ihnen nichts von dem glaubte, was sie mir beibrachten. Ich misstraute ihnen, weil in meiner Vorstellung jeder erwachsene Mann der Samenspender sein konnte, und die Lehrer hatte ich dabei ganz besonders im Blick. Ich entwickelte in dieser Hinsicht eine Art von chronischer Paranoia.
Nur ein einziger Mann stellte eine Ausnahme dar: mein Klassenlehrer in der sechsten Klasse, der gleichzeitig auch mein Fußballtrainer war, Monsieur Surdeusky. Er unterstützte mich darin, die Dinge anzupacken und Wort zu halten. Ich verdanke ihm sehr viel. Er war der einzige Mensch auf dem Collège, der merkte, wenn es mir nicht gut ging, und der sich dann Zeit nahm, um mit mir darüber zu sprechen. Er ermunterte mich auch dazu, Klassensprecher zu werden, weil er spürte, dass ich selbstständiger wurde, wenn man mir mehr Verantwortung übertrug. Eines Tages träumte ich von ihm. Er hatte einen weißen Bart und stand offensichtlich am Ende seines Lebens. In meinem Traum fand ich es wirklich schade, dass ein Mann wie er keine Kinder hat. Und prompt traf ich am nächsten Tag Monsieur Surdeusky im Park. Er schob einen Kinderwagen und zeigte mir seine Tochter. Unter der Trennung von diesem für mich ganz besonderen Klassenlehrer habe ich sehr gelitten. Er wusste nichts von den Umständen meiner Zeugung. Letztes Jahr habe ich ihn wiedergesehen und mit ihm darüber gesprochen.
Ich behaupte nicht, dass die DI eine Entschuldigung für meine schlechten schulischen Leistungen ist, aber sie hat zweifellos dazu

beigetragen. Umgekehrt habe ich dank der DI gelernt, niemals sofort »ja« zu sagen, sondern zuerst »nein« und dann »Warum eigentlich nicht? Mal sehen ...«. Wenn man nicht genau weiß, woher man kommt, weiß man auch nicht, wohin man gehen kann. Ist das Misstrauen oder eine Form von Urteilsvermögen? Bin ich vielleicht in mancherlei Hinsicht genauso vorsichtig wie Menschen, die völlig entwurzelt sind? Auf jeden Fall bin ich noch immer nicht in der Lage, für bare Münze zu nehmen, was die Erwachsenen mir erzählen. Als Kind hatte ich beobachtet, dass die Erwachsenen, wenn sie etwas nicht ganz richtig verstanden hatten, das Gesagte noch einmal wiederholten – allerdings mit anderen Worten. Sie formulierten alles um. Das fand ich durch und durch unehrlich. Heute kann ich darüber lachen, aber ich erinnere mich, dass es mich damals wirklich verwirrte. Wem sollte man glauben? Und als einmal der Bruder meiner Mutter bei uns zu Besuch war, sah ich ihn in einem Sessel sitzen, den Kopf in die Hand gestützt. Sofort rannte ich zu Maman und sagte ihr: »Was für ein Lügner! Aber ich glaube ihm nicht, dass sein Kopf nur dranbleibt, weil er ihn festhält!«

So sind alle Erwachsenen seit meiner Kindheit Lügner für mich, ausnahmslos.

Unter den Autoritätspersonen um mich herum gab es auch Priester. Ich war bei den Pfadfindern, Messdiener und in den Ferien fuhr ich mehrmals in ein kirchliches Jugendlager in die Berge. Von dort kam ich jedes Mal mit kahl rasiertem Kopf zurück, was Maman rasend machte. Wenn ich an Treffen teilnahm, die von Priestern geleitet wurden, stellte ich ihnen absichtlich viele Fragen, auch wenn ich oft die Antworten schon wusste. Das war meine Art zu zeigen, dass der christliche Glaube durchdacht sein sollte. Ich ertrug das unüberlegte Nachplappern darüber, welche Vorstellung man sich von Gott machen sollte, nicht.

Immer wenn mich die christliche Lehre daran hinderte nachzu-

denken, war ich sicher, auf dem falschen Weg zu sein. Daher bin ich auch nie einer Sekte verfallen, denn ich liebe diese Religion, in der vor allem Liebe und Wahrheit zusammengehören und nicht Liebe und Selbstentfremdung. Aber Religionsausübung heißt für mich nicht, in die Messe zu gehen, sondern bei denen zu sein, denen es schlecht geht. Die christliche Religion ist dann hilfreich, wenn sie einen anregt und nicht dogmatisch ist. Ich bekam jedes Mal ein Gefühl von Klaustrophobie, wenn ich auch nur den Anflug von Dogmatismus spürte oder wenn eigentlich intelligente Leute jegliche Freiheit oder jeglichen kritischen Geist verloren, sobald sich ein Priester oder eine Nonne an sie wandte. In solchen Situationen stand ich oftmals einfach auf und ging wütend. Einmal erzählte ein Priester von einem Mann, der seine ganze Familie getötet hatte und am Abend danach einschlief. Der Priester hielt es für schlimm, dass er einschlief, nachdem er dieses Verbrechen begangen hatte. Ich dachte anders darüber. Für mich hatte der Mann sehr wohl das Recht einzuschlafen. Dem natürlichen Bedürfnis nicht nachzugeben, schien mir unerträglich: Er war nach diesem Verbrechen genauso eingeschlafen, wie die Apostel auf Golgatha eingeschlafen waren. Hartnäckig hielt ich an meinem Standpunkt fest. Und so ärgerte ich mich ständig – teilweise auch, um meinem eigenen Leiden zu entgehen.
Im Grunde waren die Autoritätspersonen, die ich ablehnte, wie Priester, Politiker oder Ärzte, auch diejenigen, die mich am meisten interessierten. Eine Zeit lang dachte ich sogar daran, selbst Priester zu werden, aber so wie ich die Kirche erlebte, sagte ich mir schließlich: »Lass die Finger davon!«, denn ich ertrug es nicht, dass die Kirche ständig die Realität verdunkelte. Und da mein Spender ja irgendeine Religion haben konnte, fühlte ich mich, auch wenn ich im Grunde meines Herzens Christ bin, lange Zeit dazu verpflichtet, mich auf alle Möglichkeiten einzustellen. Ich wollte eben allen Religionen gegenüber offen bleiben. Später hatte

ich Lust, Arzt zu werden, aber ich stellte fest, dass die Leute vor allem zum Arzt gehen, damit er ihnen zuhört und nicht, um geheilt zu werden. In *L'homme sans gravité* von Charles Melman las ich, dass »das durch eine sprachliche Folge entstandene Symptom, eine verbale ›Jakulation‹, durch die Macht des Wortes auch wieder aufgelöst werden kann«. So stand meine Wahl schließlich fest: die Psychoanalyse.

Mittlerweile bin ich so weit, stärker selbst in der Gesellschaft, aus der ich hervorgegangen bin, zu agieren. Vielleicht gehe ich eines Tages in die Politik! Und die einzige Autorität, die ich in dieser Gesellschaft wirklich akzeptiere, ist mein Vater. Dafür habe ich Zeit gebraucht, und das ist auch ganz normal. Ich bin ihm ganz besonders dankbar dafür, dass er mir eines Tages eine Passage aus *L'humilité de Dieu* [dt. Titel: *Begegnung mit Gott*], einem Buch von François Varillon, zu lesen gab, in dem dieser erläutert, dass es im Leben Sinn und Un-Sinn gibt. Dem Autor zufolge ist es das Ziel, den Un-Sinn mit Sinn zu füllen. Zunächst konnte ich damit nicht recht etwas anfangen. Mittlerweile ist mir bewusst, dass es genau das ist, wonach ich immer gesucht habe: nicht anonyme Samenspende, sondern Sinnstiftung.

Reise in die verbotene Stadt

Das von Maman geführte Heft erzählt nur einen Teil meiner Geschichte, und ich möchte sie gerne vervollständigen. Ich wurde von einer Mutter erzogen, die zwar Psychoanalytikerin ist, aber aus einem sozialen Umfeld stammt, in dem man manche Dinge sagt und andere nicht. So trafen meine Eltern eine echte Verabredung mit uns, um uns von der künstlichen Insemination zu erzählen. Ich fand diesen Mangel an Spontaneität schade. Meine Eltern hatten keinen natürlichen Umgang mit dem Thema, und das löste Hemmungen aus, daher sprach ich auch nicht darüber. Es war so, als ob man das Terrain erst einmal genau abstecken musste, bevor man sich über die Art unserer Zeugung austauschen durfte. In unserem geschützten familiären Rahmen war es erlaubt, darüber zu sprechen, aber nicht außerhalb davon. So fühlte ich mich sehr allein gelassen mit diesem offenbarten Geheimnis. Als ich älter und schon vernünftiger war, stellte ich meine Fragen zu all dem, was Maman in ihrem Heft nur kurz erwähnt: Leihmutterschaft, Verlassenwerden, Waisenkinder, Adoption, Reproduktion …

Zu Hause sprachen meine Eltern nur wenig über ihre Gefühle. Sie taten dies eher in anderen Zusammenhängen – während ihrer jeweiligen Analysen, beim Theaterspielen oder mit ihren Freunden. Das erklärt zweifellos meine Schwierigkeiten als Kind, meine eigenen Gefühle auszudrücken. Ich war zwar sensibilisiert für das, was ich fühlte, aber gleichzeitig daran gehindert, es zu sagen. Zu erfahren, wie wir gezeugt worden waren, hatte das seelische Gleichgewicht gestört, und das musste ich meinen Eltern tatsächlich erst erklären. Über mehrere Jahre hinweg mussten wir über dieses Thema schweigen. Aber wenn man jemandem sagt »Denk nicht an eine Orange«, was tut er dann wohl als Erstes? Er denkt natürlich an eine Orange.

Das Schlimmste war, dass meine Überlegungen ins Leere liefen, weil ich ja keine vollständigen Antworten bekommen konnte. Ein Rad muss schließlich auch irgendwo aufsetzen, um nicht im Leerlauf zu sein. Der brillante Ausdruck von Lacan, »les non-dupes errent« [die Nicht-Getäuschten irren], was sich genauso anhört wie »les noms du père« [die Namen des Vaters] und »les nons du père« [die Neins des Vaters], verdeutlicht außerordentlich gut die Art des Umherirrens, das ich während meiner Jugend erlebte, ein Umherirren, das sich immer auch mit der Suche nach Wahrheit mischte. Daher rührt sicherlich auch die Suche nach meinem Erzeuger.

Ich habe es Papa übrigens vorgeworfen, Maman nicht klar genug gesagt zu haben: »Nein, nicht jetzt!«

Seine Antwort war: »Ich habe eurer Mutter vertraut, aber ich selbst hatte keine Eile, es euch zu sagen.«

Papa war also eigentlich noch gar nicht bereit dazu, es uns zu sagen. Außerdem haben wir es so nicht mit seinen Worten erfahren. Ich hätte es besser gefunden, wenn er es uns gesagt hätte. Maman zweifelte offenbar an Papas Fähigkeit als Vater, ansonsten hätte sie es doch ihm überlassen, es uns zu erzählen. Mit dem zeitlichen Abstand gibt meine Mutter das durchaus zu. Diese mehr oder weniger bewussten Zweifel von Frauen unfruchtbarer Männer an deren väterlicher Kompetenz verdienten übrigens größere Beachtung. Vielleicht sollte man sie auch im Zusammenhang damit sehen, dass nach dem Entdecken der männlichen Unfruchtbarkeit die Frau ständig die Patientin der Ärzte ist, der Mann hingegen kaum: Das schafft unausweichlich eine Schieflage innerhalb des Paares, das eine Insemination wünscht.

Was Maman betrifft, so zweifelte sie umso mehr an Papas Fähigkeiten als Vater, als in ihrer eigenen Familie das direkt Vererbte erst die Vaterschaft rechtfertigt. Ich dachte immer, dass im aristokratischen Gedankenschema mehr oder weniger bewusst die Idee verankert sei, dass das Erbgut von Gott stammt, etwa wie es im Glaubensbekenntnis zu Jesus heißt, dass er »gezeugt, nicht geschaffen« wurde [engendré non pas crée]. Und dann wiederholten sie als Paar in etwa das, was Papa selbst erlebt hatte: ein zurückgezogener Vater, eine idealisierte Mutter ... Ich habe es daher sehr bedauert, dass nicht Papa, der äußerst sensibel ist, mir erzählt hat, wie ich gezeugt wurde. Aber ich war drei oder vier Jahre alt ... In diesem Alter sind es eben oft die Mütter, die mit den Kindern sprechen, auch mit den Söhnen.

Ich als DI-Kind hatte manchmal den Eindruck, dass meine Mutter die entscheidende Person im Hinblick auf die Befruchtung war. Nachdem meine Eltern mir die harten Fakten über meine Zeugung mitgeteilt hatten, war ich auch sehr verunsichert. Es hat lange gedauert, bis ich über dieses Thema sprechen konnte. Einerseits wollte ich mich nicht daran aufreiben, und andererseits brauchte ich diese Auseinandersetzung ganz stark, um mich sicherer zu fühlen.

Damals warf ich meinen Eltern oftmals vor, dass sie uns erzogen haben, als wären wir schon dreißig Jahre alt. Seit der sechsten Klasse wohnte ich mit meiner Schwester Justine ziemlich selbstständig in einer Zweizimmerwohnung im Stockwerk unter meinen Eltern, mit einem eigenen Ausgang. Natürlich war das dem Zuschnitt der Wohnung geschuldet, aber eben auch dem Wunsch der Eltern, uns unabhängig und verantwortlich zu machen. Dolto tut eben nicht immer gut. Das Kind als eigenständige Person zu betrachten, O. K.! Aber ein Kind ist kein Erwachsener.

Wir haben zu früh von den Umständen unserer Zeugung erfahren. Wenn man es positiv formuliert, dann hat Maman sich danach gerichtet, was sie für richtig hielt. Das ist wichtig: Sie hat es uns gesagt, als sie spürte, dass für sie der richtige Zeitpunkt dafür gekommen war. Aber hat sie wirklich gemerkt, dass Papa noch überhaupt nicht wollte? Ich finde, es ist Sache der Person, die unmittelbar von der Unfruchtbarkeit betroffen ist, es den Kindern zu sagen. Aber es gibt eben kein Rezept. Jeder weiß, dass die persönliche Geschichte von beiden ausschlaggebend dafür ist, wie sich die Rollen innerhalb des Paares aufteilen, ganz besonders im Hinblick darauf, wer wann mit den Kindern spricht. Doch eines Tages habe ich zu Papa gesagt: »Wenn meine Frau mir das angetan hätte, dann hätte ich mich eingeschlossen, ihr den Schlüssel unter der Tür durchgeschoben und mich scheiden lassen!«

Meine Eltern haben uns nicht gerade den Eindruck vermittelt, sie selbst hätten eine glückliche Kindheit gehabt, und ich habe mich gefragt, ob wir nicht den Preis dafür bezahlt haben. Uns derartig früh über unsere Zeugungsumstände aufzuklären, war das nicht ein Mittel für sie, uns vor dem Schmerz zu schützen, den das Kindsein nun einmal mit sich bringt, ihrem eigenen Kindheitsschmerz? Vielleicht ließ Maman uns auch an ihrer Bestürzung über den Tod ihres eigenen Vaters einige Jahre vor ihrer Hochzeit teilhaben. Mein Großvater, um den sich das Familienleben gedreht hatte, hinterließ bei seinem Tod eine große Leere. Mit Sicherheit nahm er viel Platz im Herzen meiner Mutter ein. Darüber hinaus verband mich die Blutsverwandtschaft mit der Familie meiner Mutter, innerhalb derer ich mich nicht besonders wohlfühlte, wohingegen ich eine starke Verbundenheit mit der Familie meines Vaters spürte. Maman dachte bestimmt auch an ihren Ehemann, aber dachte sie in ausreichendem Maße an ihn als Vater ihrer Kinder? Das alles sind Fragen, die ich nicht beantworten kann, die mich aber ernsthaft beschäftigt haben.

Ich war also aufgrund der DI sozusagen ständig auf der Suche nach mir selbst und lebte wie ein Balancekünstler auf seinem Seil, der in unterschiedliche Richtungen gezogen wird. Zuerst fragte ich mich oft, wie ich überhaupt am Leben sein konnte, weil ich doch auf künstliche Art und Weise gezeugt worden war. Bei dem Gedanken, dass der Spender meine Mutter nicht liebte, fragte ich mich, wie es also möglich war, dass es trotzdem mit ihr geklappt hatte. Ich sagte mir auch, dass ich mich ebenso gut in irgendeiner anderen Vagina hätte wiederfinden können, mit einer anderen familiären Verknüpfung, weil ich eher der Wissenschaft entstammte als der Liebe, selbst wenn meine Eltern sich und auch mich liebten.

Als 1999 einer der unfruchtbaren Brüder meines Vaters an Krebs starb, war ich tief betroffen und noch mehr verunsichert als ohnehin schon. Ich war damals gerade in der neunten Klasse und befand mich in einem Wintersportlager. Ich wusste, dass er krank war. Meine Eltern, die zu der Zeit in Amerika waren, erhielten die Nachricht nicht sofort. Ich erfuhr von seinem Tod, als ich die Todesanzeigen im *Figaro* las. Ich hatte noch einen halben Tag mit Skifahren vor mir, bevor mein Zug zurück ging, aber ich war nicht in der Lage, den Abschluss meines Aufenthaltes noch zu genießen. Ich konnte mich nicht mehr auf den Beinen halten. Ich rasierte mir die Haare vollständig ab und versetzte mich in die Lage meiner adoptierten Cousins, die durch den Tod ihres Vaters nun auf gewisse Weise ein zweites Mal verlassen waren. Das ertrug ich nicht.

Beim Beerdigungsgottesdienst hielt ich seine Tochter, mein Patenkind, in den Armen. Sie sagte zu mir: »Sieh nur, all die Blumen für Papa!« Ich brach in Tränen aus, überwältigt von ihrer Unschuld und Naivität.

Der Tod dieses Onkels verstärkte noch die existenziellen Fragen, die ich mir stellte: Wer bin ich? Wohin gehe ich? Ich erinnere mich, dass meine Großmutter von ihrem verstorbenen Sohn sprach wie von ihrem eigenen Fleisch und Blut, als wenn ihr ein Teil von sich selbst herausgerissen worden wäre, als wenn dieser Tod sie selbst auflöste. Ich hörte gerne, was sie sagte, aber es half mir nicht in meiner eigenen Trauer. Dieser Onkel starb viel zu jung, mit erst 46 Jahren.

Meine ersten Zigaretten rauchte ich in der fünften und meinen ersten Joint in der achten Klasse. Angestiftet durch meinen Freund Olivier. Es war um den Tod meines Onkels herum, als ich mit dem Kiffen begann. Am Anfang dachte ich natürlich, dass die Joints keinerlei Einfluss auf mich hätten. Das Kiffen war auf sozialer Ebene wichtig für mich: ein Vorwand, um mit den anderen zusammen zu sein. Dabei entdeckte ich, dass es einen richtigen Verhaltenscodex gibt, zum Beispiel: »qui roule bamboule« – wer die Rolle baut, raucht als Erster, oder »qui fournit suit«, was soviel heißt, dass derjenige, der das Harz besorgt hat, als Zweiter raucht. In den USA heißt es »puf, puf, pass«, das bedeutet, dass man zwei Züge hintereinander raucht, bevor man an den Nachbarn weiterreicht. Und dann gibt es noch diese internationale Regel, dass man niemals darum bittet, mitrauchen zu dürfen. Durch all diese Codes ist man Teil einer Minigesellschaft über Sprachgrenzen hinweg. Da es den Stoff überall gibt, kann man sich mit Schweden ebenso wie mit Engländern über ihren Konsum verständigen, vorausgesetzt man vertraut einander. Das Kiffen lässt einen nach und nach in eine Randexistenz rutschen und wird zu einer Art Initiationsritus, um zur Welt der Erwachsenen zu gehören.

In der zehnten Klasse war ich bei zehn Joints pro Tag angelangt …

Ich fuhr mit Freunden nach Maastricht, wo die Ware sehr stark auf ihre Reinheit hin kontrolliert wird. Oder nach Amsterdam. Wenn ich dort Hasch in einem Coffeeshop kaufte, schrieb ich sorgfältig den Namen des Produktes auf die Tütchen, damit ich sie zuordnen konnte. Einmal hatte ich einen Freund »Amnesia haze«, den Gewinner des Cannabis Cup 2004, probieren lassen, und so wurde ich zum echten Kenner. Dieser Wettbewerb ist sehr bekannt unter Kiffern: Die Öffentlichkeit bewertet die Produzenten im Hinblick auf die Qualität des Hanfs, und darüber können die Konsumenten die Wirkung besser einschätzen.
Meine Schwester Justine verriet mich mehrmals, und meine Eltern machten sich große Sorgen um mich. Besonders als ich zweimal hintereinander jeweils für mehr als zwölf Stunden in Polizeigewahrsam geriet, nachdem ich mit Shit erwischt worden war. Um meinen Eltern das zu erklären, schrieb ich ihnen eines Tages in einem langen Brief, dass sie mir schon als kleinem Kind den Unterschied zwischen Gut und Böse beigebracht hätten und dass ich jetzt selbst meine eigenen Erfahrungen machen müsste. Und ich betonte, dass ich mir meine Freiheiten nur zu einem einzigen Ziel selbst zugestand: nämlich um »weise zu werden«. Wie anspruchslos! In Wirklichkeit glaube ich, dass ich damals einfach erschöpft vom vielen Nachdenken war, denn zur selben Zeit drängte ich meine Mutter dazu, der Familie von den Umständen unserer Zeugung zu erzählen.
»Ist es wirklich nötig, dass ich es der ganzen Familie sage?«, fragte sie mich.
Ich antwortete ihr scharf: »Auf jeden Fall!«
»Mir selbst ist das kein Anliegen. Wenn ich es mache, dann nur für euch, denn schließlich ist es wirklich etwas sehr Intimes. Meinst du wirklich, dass das die Familie etwas angeht?«
Ich antwortete ihr ruhig, aber sehr bestimmt: »Wir müssen endlich anerkannt werden ...«

Erst einige Jahre später sprach Maman tatsächlich von unserer Zeugung durch DI. Als sie nicht mehr anders konnte.
Sowohl die DI als auch der Drogenkonsum sind Tabuthemen. Aus diesem Grund habe ich mich auch dazu entschlossen, ganz unverblümt von dieser Phase meiner Jugend zu berichten. Man spricht nicht über die DI, weil daran die Anonymität des Spenders hängt. Ebenso ist die Illegalität der Drogen ein Vorwand, nicht darüber zu sprechen. Und in beiden Fällen rutscht man sehr leicht in Lügen und eine Verweigerungshaltung ab. Das ist bedauerlich, denn man sollte darüber genauso reden können wie über Alkohol, für den die Konsumregeln sozial anerkannt sind: als Aperitif trinkt man Portwein, zum Essen den Wein, einen Cognac als Digestif …
Einige politische Parteien unterstützen das Schweigen ebenso wie Repressionen. Doch je mehr geschwiegen und bestraft wird in Bezug auf Drogen, umso weniger Gesundheitskontrolle gibt es und umso gefährdeter ist die Jugend. Aufgrund der begrenzten Einfuhrmöglichkeiten werden die Drogen mit anderen Produkten gestreckt, um den finanziellen Verlust auszugleichen. Außerdem drängt die Illegalität diejenigen, die Haschisch rauchen, gesellschaftlich an den Rand, und das Schweigen darüber ist umso schlimmer. Eltern können sich oft nur schwer vorstellen, dass ihr Kind illegale Drogen konsumiert. Für sie ist das etwas, das immer nur die anderen betrifft. Das ist ein Irrtum, aber ich sehe auch, dass es nicht leicht ist, Eltern zu sein, und dass es für manche mit Selbstvorwürfen verbunden sein wurde, sich einzugestehen, dass das eigene Kind Drogen nimmt.
Als das Kiffen für mich normal geworden war, dachte ich auch über andere Drogen nach. Im Internat hatte uns ein ehemaliger Drogenabhängiger davon erzählt, dass es bei harten Drogen kein Zurück mehr gibt. Daraufhin habe ich niemals welche genommen. Zwar machte es mich wütend zu sehen, dass meine Freunde und ich durch die Joints immer lethargischer wurden, doch da-

mals wollte ich, dass DI-Kinder offiziell das Recht haben sollten, zu kiffen. Ich glaubte, dass sie sich nur auf diese Weise helfen konnten: indem sie aus einer Realität flohen, aus der es keinen anderen Ausweg als eben die Flucht gab. Und weil sie künstlich gezeugt waren, sollten sie auch als Erste in den Genuss von künstlich geschaffenen Paradiesen gelangen. Die Hilferufe, die ich aussandte, waren gleichzeitig auch ein Schrei nach Leben.

Später wollte ich sehen, wie der Drogenkonsum mir bei meinen schöpferischen Tätigkeiten nützlich sein konnte. So nahm ich an einem Kurzgeschichten-Wettbewerb teil, den ich auch tatsächlich gewann. Es gibt keinen Zufall. Das Thema des Wettbewerbs hieß: »Von woanders!« War nicht auch ich selbst von woanders gekommen? Im Anschluss daran hatte ich die Idee, ein Filmdrehbuch zu schreiben, um meine Geschichte zu erzählen. Die Droge half mir dabei, meine Ängste zu überwinden. Den ersten Entwurf für mein Drehbuch nannte ich übrigens: *De l'éprouvette à la fumette* [etwa: Von der Paillette zur THCette].

Eine Zeit lang erfüllten Drogen für mich tatsächlich den Zweck eines Antidepressivums. Letztlich wohnten zwei Seelen in meiner Brust: Einerseits war ich ein Revoltierender, ein Gaukler, ein Bobo, aber eher *bohémien* als *bourgeois*, und andererseits war ich jemand, der gesellschaftlich ziemlich anerkannt und integriert war. Im Internat hatte ich einen Sportverein und sogar einen Radiosender initiiert und als Schülerabgeordneter in der Fachkonferenz verhindern können, dass ein Mitschüler von der Schule geworfen wurde, weil man ihn beim Kiffen auf der Toilette erwischt hatte. Das war nichts anderes als ein Hilfeschrei von ihm gewesen. Er wusste nicht, wie er es anders machen sollte, als sich beim Kiffen erwischen zu lassen. Bei mir war das anders. Da es im Internat sehr streng zuging, versuchte ich dem entweder zu entfliehen oder suchte weibliche Gesellschaft. Ich machte mir »Space-Erdbeeren«, indem ich Cannabis-Harz in Haribo-Erdbeeren steckte. Das aß ich während der

Schulstunde und ging dann ins Krankenzimmer, wo ich mich mit der Krankenschwester köstlich amüsierte, die wie eine Mutter für mich war.

Auch für die anderen bedröhnte ich mich als Klassensprecher, aber ich rutschte dabei auch immer weiter ab. Ich hatte sogar herausgefunden, wer von den Lehrern selbst auch Hasch rauchte. So schlug ich einmal einem Physiklehrer vor, nach Paris zu kommen, um dort Party zu machen. Da ich in einem katholischen Internat zur Schule ging, hatte ich, glaube ich, wirklich große Angst davor, ein intolerantes katholisches Arschloch zu werden. Ich musste mir also ein anderes Umfeld und einen Vorwand suchen, um andere Leute zu treffen.

In der Provinz scheuten sich diejenigen, die nicht rauchten, keineswegs, mir zu sagen: »Du bist blöd, dass du kiffst!« Sie hatten keine Komplexe was Drogen betraf. Insofern waren die Jugendlichen in der Provinz einerseits offener, andererseits aber auch risikobereiter, weil sie Drogen- und Alkoholkonsum nicht voneinander trennten. Als ich wieder in Paris war, merkte ich, dass die Szenen dort viel stärker voneinander getrennt waren. Meine Freunde, die kifften, blieben unter sich, wenn sie ihre Rollen bauten. Das mochte ich nicht. Ich verstand es nicht, warum man sich in sein Eckchen zurückziehen sollte, um zu kiffen. Und außerdem machten sich diejenigen, die Drogen hatten, wichtig damit und nutzten ihre Macht aus.

Was ich damals vor allem brauchte, war Leichtigkeit, große Leichtigkeit. Meine Wochenenden waren oft zusammengestrichen, weil ich so viel vorhatte, und so sah ich meine Freunde nur an zwei Wochenenden im Monat. Jungs gegenüber war ich nicht besonders selbstbewusst, und so suchte ich vor allem die Gesellschaft von Mädchen, bei denen ich Erfolg hatte. Ich hatte mich mit einem Freund zusammengetan, der das totale Gegenteil von mir war. Ich selbst war eher der Intellektuelle, und er hatte Muskeln und den entsprechenden Körperbau, damit wir ein unschlagbares Duo bei den Mädels bildeten. Damals setzte ich mich oft für Dinge ein, die eigentlich aussichtslos waren, nur um mich selbst kümmerte ich mich nicht. Ich war wirklich schlecht darin, auf mich selbst aufzupassen.

Aber ich hatte den Vorteil, dass ich mit meiner Mutter über die Drogen sprechen konnte. Das war allerdings nicht von Anfang an so. Eines Tages informierte Justine die Eltern darüber, dass ich siebzehn Stunden in Polizeigewahrsam verbracht hatte. Sie machte sich Sorgen um mich und hielt es einfach nicht mehr aus: »Arthur konnte kein normales Gespräch mehr führen. Er ließ mich mitten im Satz stehen, um einen Joint in seinem Zimmer zu rauchen. Und dann kam er wieder und sprach von etwas völlig anderem. Ohne Sinn und Verstand.«

Eines Abends, als die Eltern mich überall suchten, sorgte Justine sich wieder, und um eine Reaktion zu provozieren, sagte sie schließlich: »Ihr müsst nur bei der Polizei anrufen.« In dieser Nacht war ich zwar nicht dort, aber dieser Satz hatte die Wirkung eines Elektroschocks auf mich. Ich sagte mir daraufhin: Wenn du schon kiffst, dann werd' nicht abhängig und tu was dafür, dass es dir zu irgendetwas nützt. Ich hatte damals auch eine heftige Auseinandersetzung mit meinem Vater, der mir seine Werte in Erinnerung rief. Seit diesem Erlebnis habe ich immer häufiger über die DI gesprochen.

Als ich einmal mit Shit erwischt worden war, hatte ein Richter zu mir gesagt: »Wenn Sie den Stoff in der Banlieue kaufen, sind Sie selbst ein Teil des Schwarzmarktes.« Daraus zog ich umgekehrt für mich den Rückschluss, dass es auch einen »weißen Markt« gab: Es war legitim, mich für meinen Cannabiskonsum zu tadeln, aber die Cecos für ihre Praxis tadeln, das war nicht erlaubt. Hatte etwa nicht auch die Anonymität der Samenspender, die ja legal war, zu meiner schlechten Verfassung beigetragen?

Ich bin zu schnell erwachsen geworden. Und weil ich die Erwachsenen ablehnte, versuchte ich selbst in meinem tiefsten Innern, der bestmögliche Erwachsene zu werden. Doch als rebellisches Kind tat ich genau das Gegenteil von dem, was ich eigentlich wollte: ich verstieß gegen Regeln und Gesetze. Eigentlich wollte ich wohl meine verlorene Kindheit nachholen, aber durch Rauschwirkung der Drogen wiederholte ich das Grauen, das ich als Kind erlebt hatte, nur noch einmal. Und zwar so lange, bis ich genug davon hatte.

Am Ende des letzten Schuljahres wurde ich ohne vorherige Abmahnung aus meiner Unterkunft hinausgeworfen. Schon kurz zuvor hatte ich Maman nach der Adresse eines Psychologen gefragt und eine Analyse begonnen. Ich wollte mich befreien von dem, was mich hemmte: Ich spürte sehr wohl, dass die angebliche Offenheit nur ein Vorwand war und ich eigentlich innerhalb sehr enger Grenzen lebte. Ich erinnere mich an meine erste Sitzung, als ob es gestern war: Ich war mit dem Roller gekommen, hatte Timberlands an den Füßen und mich mit einem Blazer herausgeputzt. Ich hatte eine Liste mit den Punkten vorbereitet, die ich anschneiden wollte, und dachte, dass sich alles recht schnell lösen würde. Aber so lief es natürlich nicht …

In der Abschlussklasse auf dem Gymnasium eines Vorortes, wo ich genommen worden war, hatte ich das Glück, einen Philosophielehrer kennenzulernen, mit dem ich mich viel über mein Filmprojekt unterhielt, das mich sehr beschäftigte. Er gab mir *L'amour est un crime parfait* [Die Liebe ist ein perfektes Verbrechen] von Jean-Claude Lavie zu lesen, woraus ich den folgenden Satz behalten habe: »Wenn ein Kind Theorien über seine Zeugung äußert, ist es unwissentlich dabei, den Rahmen und die Grenzen seiner eigenen Psyche abzustecken.« Der Titel dieses Buches beeindruckte mich sehr, weil ich dachte, dass meine Eltern, die uns ja um jeden Preis gewollt hatten, und zwar aus Liebe, auch auf gewisse Art und Weise ein perfektes Verbrechen begangen hatten. Zu dieser Zeit ging es bei uns zu Hause oft laut her: »Was wollt ihr denn noch?«, schrie meine Mutter. »Ihr seid Wunschkinder, reicht das denn nicht? …«

An einem anderen Tag sagte Maman, nachdem ich sie wieder einmal provoziert hatte: »Bei den kleinen Dingen im Leben kann man das Für und Wider abwägen. Aber bei den Großen muss man sich auf das verlassen, was unbewusst abläuft.«

Mein Philosophielehrer hatte mir empfohlen, *Mörderische Identitäten* von Amin Maalouf zu lesen. Das überforderte mich damals zwar noch, denn mir fiel es schwer, mich in ein Buch zu vertiefen, aber dank diesem Lehrer habe ich mich grundsätzlich mit Fragen der Identität auseinandergesetzt. Verschiedene internationale Texte wie die Kinderrechtskonvention erinnern daran, dass jedes Kind das Recht auf eine Identität hat. Aber reduziert sich die Identität denn in juristischer und sozialer Hinsicht auf die Tatsache, den Namen des Vaters zu tragen? Natürlich ist das ein erster Schritt, denn in einigen Ländern besitzen viele Kinder noch nicht einmal das Recht des Personenstandes. Doch eine solche Identität ist notwendig, um seinen Platz innerhalb der Gesellschaft und in der Welt einnehmen zu können, bei dem, was man erlernt und wofür man sich entscheidet. Dieser Platz ist nicht leicht einzunehmen, ob man nun ein Mann oder eine Frau ist, Vater oder Mutter, Sohn oder Tochter. Doch die Identität von jemandem beschränkt sich nicht darauf. Die Sprache, die ich benutze, macht mich als Person mit ihrem individuellen Denken, Sprechen und Wünschen aus. Sie nimmt je nach Sprecher eine sehr persönliche Struktur an, die uns voneinander unterscheidet. Meine Ausdrucksweise hängt immer mit dem Kern meiner Identität zusammen, die sich nach und nach aus dem herausbildet, was ich tue. Jemanden in seiner Identität zu respektieren, heißt demnach, seine Geschichte und was auch immer er erlebt hat mitzubedenken.

Die Philosophie hat mir letztlich dabei geholfen, mir selbst treu zu bleiben. Schon immer hat mich aufgebracht, was Passivität bewirken kann. Sich nicht zu rühren, nicht zu reagieren, nicht zu antworten, das ist bedenklich. Aus meiner Sicht ist das familiäre Umfeld einiger Menschen für ihren fehlenden Mut verantwortlich, zum Beispiel während des Zweiten Weltkriegs. In meinem Kampf um den Zugang zur genetischen Herkunft bin ich mir also bewusst, auch für andere zu sprechen und für deren Leiden, das ich respektiere und verstehe, weil ich selbst gelitten habe. Ich wünsche mir nur eines: dass wir alle es schaffen, unsere Identität herauszubilden. Im Prinzip sind wir alle gleich und haben denselben Ursprung. Das ist zwar gut zu wissen, aber eben nur ein Prinzip, nicht die Realität. Ich bin in einem Alter, in dem meine Identitätsbildung nahezu abgeschlossen ist und in dem ich wählen kann, was ich weitergeben möchte. Dabei ist es mir sehr wichtig zu wissen, dass ich nicht alles mit mir machen lasse, denn ich habe eine ziemlich genaue Vorstellung davon, was Sinn hat. Dort, wo kein Sinn mehr ist, ist Platz für Selbstentfremdung und Wahnsinn. Es ist so, also müsste ich einen Garten bestellen. Offenbar sind die Bedingungen dieselben wie die beim Nachbarn, und so erwarte ich, dass auch in meinem Garten, der sich aus meinen Wurzeln nährt, Blumen wachsen können und ein wenig Sonne ihnen die Richtung zum Wachsen weist.

Mein Philosophielehrer half mir auch bei meinem Filmprojekt, indem er mich dazu ermunterte, ganz persönliche Ausdrucksweisen für meine Ideen zu finden. Ich machte also ein Brainstorming mit allerlei Wörtern wie: Desillusion, Illusion, Glaube, Werte … Neben meinen Psychoanalysesitzungen führte ich Gespräche mit einigen Lehrern, darunter auch mit dem Geschichtslehrer. Der stieß mich auf einen *Führer für Amateur-Autoren*, den ich geradezu verschlang. So entdeckte ich, dass es sehr viel Arbeit ist, einen Film zu drehen. Dazu reichte es nicht, mal eben so mein geniales Potenzial aufzudecken. Weit gefehlt! Ich hatte wirklich den »Naivitätspreis« verdient, wie mir eine Freundin etwas später sagte.

Und dann war da noch die Schulkrankenschwester, mit der ich über die DI sprach. Auch sie half mir sehr dabei, die Dinge klarer zu sehen. Sie erzählte mir die Geschichte der Cecos und lieh mir eine Videokassette von Barry Stevens' Dokumentarfilm »Wer ist mein Vater?«, der die Geschichte eines kanadischen DI-Kindes erzählt. Eine ihrer Studienfreundinnen war Cecos-Leiterin, und die Krankenschwester erklärte sich bereit, sie mir vorzustellen. Langsam begann ich zu begreifen, dass ich anerkannt war, sobald ich selbst in der Lage war, mit Menschen, die ich schätzte, über meine Zeugung zu sprechen. Ich fing also an herauszufinden, was meine eigenen Stärken waren, um einen geeigneten Beruf zu wählen.
»Es spielen nicht alle mit denselben Karten«, hatte meine Therapeutin einmal sehr richtig bemerkt.
Ich erzählte ihr sehr viel von meiner Zeugung durch DI und fragte sie: »Glauben Sie, dass es mir helfen würde, die Samenbank aufzusuchen? Denn woher wissen Sie eigentlich, dass das, was ich Ihnen erzähle, auch wirklich stimmt?«
Indem ich diese Frage formulierte, begriff ich, dass die einzige Lösung, um voranzukommen, war, nicht nur über meine Zeugungsgeschichte nachzudenken, sondern auch zu handeln, um einen Schlussstrich unter all meine Fantasien ziehen zu können. Ich wollte nicht länger vor der Realität fliehen, sondern sie selbst in die Hand nehmen.
Ich grübelte weiter über das Thema Identität nach. Mein Fingerabdruck in meinen Ausweispapieren ist Zeichen dafür, dass meine Identität untrennbar mit meinem biologischen Code verknüpft ist, mit all meinen Zellen, die durch die Interaktionen mit meiner Umwelt in Bewegung versetzt werden. Aber zu diesen angeborenen 46 Chromosomen kommen gesellschaftliche Etikette, Konventionen, äußere normgebende Einflüsse hinzu, durch die meine Identität geprägt wird. Eben das, was aus einem Menschen unter bestimmten Voraussetzungen einen Mörder und unter anderen

ein engelsgleiches Wesen macht. Bei allen genetischen und unbewussten Bindungen, die jeder braucht, um er selbst zu werden, hat seit Beginn meines Lebens die Erziehung in hohem Maße zu meiner Identitätsbildung beigetragen. Identität ist ja auch all das, wofür sich ein Mensch einsetzt, seine Beziehungen – in der Schule, zu Freunden, bei der Arbeit, Liebesbeziehungen ... Meine Identität offenbart sich besonders deutlich in meinen Träumen, wenn mein Unbewusstes spricht, egal ob ich es höre oder nicht. Unglaublich eindrückliche Träume, die ich mithilfe der Sprache rekonstruiere und dabei verstehe, was prägend für mich ist. Gerade im Hinblick auf die eigenen psychischen Wurzeln ist die Analyse ein hilfreiches Werkzeug. Es ist verrückt, wie sehr wir von einem primitiven Bewusstsein, das uns mitgegeben ist, durchdrungen sind, vor dem wir die Augen schließen, aber das doch extrem präsent ist. Für Menschen, denen es nicht gelingt, die Dinge für sich selbst zur Sprache zu bringen, ist die Psychoanalyse ein passender Rahmen. Denn sie nimmt nicht die Identität, sondern das gesamte Wesen des Analytikers quasi als Geisel, um diesen das sagen zu lassen, was einem selbst nicht auszusprechen gelang. Somit ist sie ein geeignetes Mittel, um Zugang zur eigenen Sprache zu finden.

In diesem Zusammenhang gibt es noch ein wichtiges Ereignis: Kurz vor dem Abi hatte ich einen Unfall mit dem Motorroller. Ich wurde von einem Auto erfasst, als ich gerade von zu Hause losfuhr. Durch diesen Unfall habe ich einen äußerst unerfreulichen Sommer verbracht, aber ich hatte Zeit, sehr intensiv über mein Leben nachzudenken. Ich hätte sterben können und bin nicht gestorben. Am Tag des Unfalls sollten meine Eltern für eine Woche nach Brasilien fliegen. Ich habe darauf bestanden, dass sie trotzdem fahren. Und ich erinnere mich an eine Anekdote, die sich mir in diesem Zusammenhang eingeprägt hat. Die Polizisten fragten mich:

»Wie schnell sind Sie gefahren?«

Ich antwortete: »75 Stundenkilometer.«
Und sie erwiderten: »Sie wollten sagen 60 Stundenkilometer, alle Zeugen haben ausgesagt, dass Sie 60 gefahren sind. Also bitte, sagen Sie 60.«
Letztlich arrangieren sich doch alle mit der Realität, so wie sie sie präsentiert bekommen … Von meinem Krankenhauszimmer aus konnte ich beinahe unser Haus sehen, und es war schwer, mich diesem Ort so nahe zu fühlen, aber nicht dorthin zu können. Nach meiner Knieoperation, bei der man mir zwei Drähte einsetzte, wollte ich so schnell wie möglich nach Hause. Als ich die Röntgenaufnahmen vom Knie und den Armen sah, begriff ich, dass es eine Weile dauern würde. Das Morphium, das ich wegen der starken Schmerzen bekam, wirkte sich auf meine Nerven aus. Ich träumte alles Mögliche: Ich wohnte in einem besetzten Haus, schlief mit meiner Traumfrau, während ich kiffte … Die Krankenschwester war besorgt über meinen Erregungszustand. Warum ging es mir so schlecht, wo es doch draußen so schön war? Aber ich war in einem wirklich kritischen Zustand. Jeden Tag sagte man mir aufs Neue, dass man mich noch einen Tag länger dort behalten würde … Zum Glück kamen mich Freunde besuchen. Ich sah, auf wen ich zählen konnte. Ein Kumpel ließ mich außerhalb des Krankenhauses eine Rolle rauchen. Das fand ich sehr liebenswürdig von ihm. Und ein Mädchen, in das ich damals verliebt war, besuchte mich auch. In solchen Momente merkt man, wer die wahren Freunde sind. Wie in der biblischen Geschichte über die Erschaffung der Welt dauerte es sieben Tage. Sieben Tage, in denen ich mir meine eigene Welt (neu) schuf.
Vor zwei Jahren sagte ich meiner Mutter, dass ich die Welt durchs Kiffen kennengelernt hätte. Das Kiffen war ein Vorwand, um ständig mit irgendjemand ins Gespräch zu kommen. Wollten die Eltern etwa nicht, dass wir uns anpassen können, ohne die Leute immer gleich wegen unserer sozialen Herkunft von oben herab zu

betrachten? Und wie sollte ich mich schließlich dafür wappnen, meinen Spender zu treffen, der ja logischerweise auch »irgendjemand« sein konnte? Wenn ich nicht gekifft hätte, wäre ich ein echtes Arschloch geworden. Noch heute beschäftigt mich vieles aus der Vergangenheit, das mich wütend macht, und ich würde mich gerne davon befreien. Maman war so schlau, nicht nur die Symptome zu betrachten, sondern sie versuchte zu verstehen, was dahintersteckte.

Durch meinen Unfall habe ich eine schwierige Situation überstanden. Ich habe schließlich das Abi nachgeholt und diese Prüfung als einen Schritt in dem Sinne gesehen, dass ich meine selbst gewählte Freiheit ausübe. Dann schwankte ich zwischen Philosophie- und Psychologiestudium. Ich war zu dieser Zeit wirklich voller Widersprüche. Damals schrieb ich in mein Heft: »Ich träume von einer perfekten Welt. Aber ich entferne mich täglich weiter davon, weil ich spüre, dass ich im Leben immer die falsche Wahl treffe, aus Mangel an Wissbegierde. Mein schlimmster Feind bin ich selbst.«

Erste Liebe

Wenn man durch DI gezeugt ist, ist man automatisch in eine Außenseiterposition gedrängt und nüchterner als andere. Es wirft so viele Fragen nach der eigenen Identität auf, dass es unmöglich ist, allen Grundbedürfnissen gerecht zu werden. Damals war meinen Eltern das nicht klar: Sie lehnten in ihrem Leben einen Dritten, also den Spender, ab, der aber ja trotzdem Teil meines Lebens war, und so kam es ihnen gar nicht in den Sinn, mir umso mehr Zuneigung zu geben, die ich dringend brauchte. Außerdem klammerten meine Eltern aufgrund ihrer emotionalen Distanziertheit ungewollt wichtige Dinge aus. Als Justine danach fragte, »wie die Babys gemacht werden«, antwortete Maman: »Der Samen von Papa …, und so weiter und so fort …«. Sie antwortete nicht auf die eigentliche Frage meiner Schwester, die einfach wissen wollte: »Was ist das Leben? Wozu ist das gut? Wolltet ihr mich haben?« Justine erhielt eine völlig nüchterne Antwort, die ihrem Bedürfnis nach Zuneigung überhaupt nicht entsprach.
In meinen Beziehungen mit Mädchen wiederholte ich am Anfang

Papas Verhalten gegenüber Maman, der sie nie in unserem Beisein küsste. Dabei wäre es gut für mich gewesen, wenn mein Vater, der sehr schamhaft ist, auch einfach mal gezeigt hätte, dass er Lust hat, mit seiner Frau zusammen zu sein. Ihre Zuneigung uns gegenüber zeigten sie, indem Papa uns mit auf Reisen nahm und Maman darauf achtete, dass wir miteinander sprachen. Aber ihren Zuneigungsbekundungen untereinander fehlten Gesten und Worte so sehr, dass ich mir, als ich die Prüfung zum Jugendgruppenleiter ablegte, wünschte, dass sie sie auch machten. Denn man hatte uns dort beigebracht, unsere Gefühle zu äußern, um den Kindern dabei zu helfen, es ebenso zu machen. Zum Beispiel: »Was du da erzählst, tut mir sehr leid ...«

Da die DI eine unumgängliche Distanz zu unseren Eltern mit sich bringt, weil wir ja etwas in uns tragen, das ihnen fremd ist, brauchte ich umso mehr Zeichen der Zuneigung. Und in dieser Hinsicht kann ich nicht gerade sagen, dass meine Eltern mir etwas mit auf den Weg gegeben hätten, das mich für Beziehungen mit Mädchen selbstbewusst gemacht hätte. So musste ich selbst sehen, wie ich zurechtkam.

Bevor ich in die neunte Klasse kam, war ich sehr eng mit Laure befreundet. Wir waren uns ähnlich und hatten den gleichen Geschmack. Da wir uns auch äußerlich ähnlich sahen, hatte ich hin und wieder Angst, dass sie meine Halbschwester sein könnte. Wir analysierten alles und jeden, diskutierten stundenlang. Unsere Beziehung dauerte mit Hochs und Tiefs sieben Jahre. Ihre Meinung war mir immer sehr wichtig. Laure hat mich wirklich geliebt, aber sie lernte mich zu einer Zeit kennen, in der ich nicht dazu in der Lage war zu erklären, was mit mir los war.

Das erste Mädchen, in das ich wirklich verliebt war, war Capucine. Ich war ihr mehrmals zusammen mit meinen Freunden begegnet. Sie verkörperte all das, was ich an Frauen mag. Ihre ganze Erscheinung gefiel mir: Sie wirkte ziemlich bürgerlich, aber ohne dabei angeberisch oder snobistisch zu sein. Ich traf sie zum ersten Mal am Schultor des Pasteur-Gymnasiums in Neuilly. Ein Freund stellte mich ihr vor. Ich ging auf sie zu und wollte sie mit Küsschen auf die Wange begrüßen, aber sie gab mir nur die Hand und stellte sich vor. Jedes Mal, wenn ich ihr gegenüberstand, war ich wie gelähmt. Meine Beine fingen an zu zittern, ich redete Unsinn und wurde knallrot. Ich wünschte mir so sehr, mit ihr zusammen zu sein ... Als ich Capucine auf einer Geburtstagsfeier wiedertraf, kamen wir ins Gespräch. Sie beklagte sich darüber, dass die Jungs nicht mehr wie früher den Mädchen gegenüber die Initiative ergriffen. Ich sagte ihr, dass jeder dafür verantwortlich sei, seine Wünsche zu verwirklichen. Wenn also ein Mädchen gerne einen Jungen ausziehen wolle, dann müsse sie es nur tun!

»Und du, hast du einen Freund?«

»Ja.«

»Schade für die anderen Jungs«, sagte ich.

Eigentlich bin ich loyal und nehme keinem anderen Jungen ein Mädchen weg. Aber dieses »schade« hatte sie wohl neugierig gemacht. Eines Tages sagte mir mein Freund Jack, dass er sich für Capucine interessiere, und er schlug mir vor, gemeinsam ins Café du Parc zu gehen, wo sie arbeitete. Natürlich sagte ich ihm nichts von meinen Gefühlen für Capucine. Und so gingen wir zum Abendessen in das Restaurant. Am Ende ihres Arbeitstages musste Capucine alles aufräumen, und ich störte sie absichtlich dabei. Als Jack und ich gingen, schlug ich ihr vor, ein Abendessen mit ihr und ein paar Freunden zu organisieren. Das war genau das Richtige. Wir trafen uns also einige Zeit später im *Kong* in der Nähe der *Samaritaine*. Capucine, die zunächst keinen Platz fand, setzte sich schließlich auf meinen Vorschlag hin neben mich. Ich war völlig fasziniert von ihr. Sie einfach nur zu beobachten, war das reinste Vergnügen. Doch sie war sich im Gegensatz zu ihren Freunden gar nicht darüber im Klaren, dass sie mich sozusagen hypnotisierte.

»Er mag dich, das ist doch offensichtlich …«
Ich war so glücklich, dass ich schließlich völlig vergaß, mir ihre Nummer geben zu lassen. Mein Freund hatte sie zwar, aber es war natürlich etwas heikel, ihn darum zu bitten. Ich fragte ihn trotzdem, aber er weigerte sich, sie mir zu geben, und sagte: »Wenn du sie wirklich haben willst, dann kriegst du sie auch!«
So ging ich wieder zum Café du Parc, wo Capucines Chefin ebenfalls nicht bereit war, mir ihre Nummer zu geben. Aber sie rief sie tatsächlich auf ihrem Handy an und gab sie mir. So verabredeten Capucine und ich uns an der Brücke von Neuilly. Von dort aus spazierten wir quer durch Paris. Es war am Ende des Sommers. Meine Eltern hatten mich, weil ich im September eine Psychologieprüfung wiederholen musste, gezwungen, aufs Land zu fahren, um dafür zu lernen. Aber ich hatte ja nun Capucines Nummer, und so begann ich über die Entfernung hinweg eine Beziehung mit ihr. Wir riefen uns regelmäßig an, und ich war glücklich, es mit einem Mädchen zu tun zu haben, das wusste, was es wollte. Ich wusste nicht, dass sie mich auch schon eine Zeit lang im Blick gehabt hatte, und hatte das Gefühl, die Frau meiner Träume gefunden zu haben. Zu dieser Zeit hatte ich übrigens erotische, aber nicht unbedingt sexuelle Träume – ich war mit einer gesichtslosen Frau zusammen. Immer wenn ich Capucine getroffen hatte, hatte ich das Gefühl, aus einem Traum zu erwachen, und empfand es daher als umso bedeutsamer, mit ihr zusammen zu sein. Insofern hatte ich Zeit. Ich wollte nicht für einen geilen Bock gehalten werden und mit Capucine keine Beziehung haben, wie ich sie sonst mit anderen Mädchen hatte. Man sieht mir oft nicht an, was mir durch den Kopf geht: »Ein Superkerl zu sein, ist nicht gerade leicht und keinem zu wünschen …«, wie der Komiker Jean Dujardin in seinem Sketch sagt: Kurzum, es dauerte mehrere Monate, bis Capucine und ich miteinander schliefen.
Nie zuvor hatte ich ein Mädchen getroffen, das sich mir gegenüber

so verhielt. Als ich zum zweiten Mal das erste Studienjahr in Psychologie wiederholen musste, machte sie mir Mut: »Hör nicht auf, daran zu glauben!« Es fiel mir wirklich schwer, weiterzumachen. Erstens war ich mit den Gedanken woanders. Zweitens kam mir das Studium schrecklich trocken vor im Vergleich dazu, was ich im Zuge meiner Analyse erlebte. Aber Capucine vertraute mir und unterstützte mich moralisch. Sie selbst stand mit beiden Beinen fest auf dem Boden und fühlte sich nicht unsicher. Sie ermunterte mich dazu, etwas aus mir zu machen, und zeigte mir, dass ich mich nicht für meinen Ehrgeiz schämen musste. Aber gleichzeitig reduzierte sie mich auch nicht auf meinen Studienabschluss, den ich ja noch nicht einmal hatte. Capucine weckte mein Interesse für Neues wie die Oper, und ich erkundete mit ihr zusammen drei Wochen lang China.

Und dann lernte ich auch ihre Familie kennen – der Inbegriff dessen, was ich selbst nicht gehabt hatte. Ihre Mutter war äußerst herzlich, und in ihrer Familie war es immer erlaubt, Hoffnung zu haben. Angesichts meiner schlechten Leistungen im Studium unterstützten sie mich und sagten: »Es ist nie zu spät.«

In ihnen fand ich so etwas wie eine Mannschaft, ein *dream team,* das mich quasi anfeuerte. Das war völlig anders als bei meinen Eltern, die immer erwarteten, dass es irgendwann klick macht. Papa hatte mir gesagt: »Wir haben euch in den Sattel geholfen, jetzt müsst ihr allein zurechtkommen.« Aber wenn man im Sattel sitzt, kann man ja noch lange nicht reiten. Um mich zu ermutigen, schenkte Capucines Mutter, die Lehrerin war, mir ein Psychologielexikon. Daraufhin warf ich Maman vor, dass sie uns in unserer Arbeit nie unterstützt hatte … Ich erinnere mich auch an ein Gespräch mit meinem Vater. »Du musst eine Lernphase im Studium hinter dich bringen, die mühsam sein kann. Das macht dich aber später erst glaubwürdig«, hatte er mir im Wesentlichen gesagt. Ich hatte aber den Eindruck, schon durch die DI

diese »mühsame Phase« durchlebt zu haben, und das erklärte ich ihm.
Capucines Familie wirkte wirklich beruhigend auf mich. Sie war nicht so »psychotisch« wie meine eigene, und das war entspannend. Ich bewunderte Capucines Fähigkeit, zu arbeiten und sich gleichzeitig weiterzubilden, sehr. Sie machte mir Lust darauf, am Leben teilzuhaben. Ihr verdanke ich es auch, dass ich aufgehört habe zu kiffen.
Doch mehr und mehr versuchte ich, ihren Wünschen zu entsprechen, und verlor dabei auch ein wenig von meiner eigenen Identität. Allmählich wurde mir bewusst, dass es eine große Kluft zwischen uns gab: Am Ende lösten ihre Reife und die Tatsache, dass sie selbst ihr Geld verdiente, Komplexe bei mir aus. Ich konnte da nicht mithalten und glaubte, ihren Erwartungen nicht zu entsprechen. Wir waren nicht mehr auf derselben Wellenlänge. Und so wünschte ich mir die Trennung. Um mich selbst davon zu überzeugen, dass ich auch wirklich die richtige Entscheidung getroffen hatte, sagte ich mir, dass diejenige, die ich niedlich, herzlich, intelligent und aufmerksam gefunden hatte, jetzt zu viel von mir verlangte.
Ich musste mein Problem mit der DI lösen, das mich umtrieb. Ich musste mit mir selbst ins Reine kommen, mit meiner Familie, den Cecos, der Gesellschaft, um meine innere Ruhe zu finden. Ich strahlte keine Freude mehr für Capucine aus, die mir ja umgekehrt das Lachen erst wieder beigebracht hatte. Ich schleppte meine Vergangenheit mit mir herum und war auf der falschen Spur. Und damit wollte ich Capucine verschonen. Schließlich hatte ich mit ihr eine glückliche Zeit in China erlebt. Aber es gelang mir nicht mehr zu träumen und Capucine zum Träumen zu bringen, weil ich mich selbst weniger und weniger mochte, und so hielt ich es für besser, die Beziehung zu beenden. Ich hatte nicht genügend Energie, um sie gleichzeitig zu lieben, zu studieren und Geld zu verdienen. Ich

war orientierungslos in Bezug auf die DI, und es war mir nicht möglich, meine Fragen über meine Herkunft und meine Beziehung zu Capucine in Einklang zu bringen. Wie soll man eine Beziehung aufrechterhalten, wenn einem auf psychischer Ebene die Voraussetzungen dafür fehlen?

Seit ich ganz klein war, habe ich immer versucht, zum Ausdruck zu bringen, dass etwas nicht stimmte – durch meine schlechten Noten, indem ich Michael Jackson nachahmte oder durch den Drogenkonsum. Ich konnte es nicht in Worte fassen. Ich verdanke es Capucine und ihrem Vertrauen, dass mir klar wurde, dass ich im Grunde nur Angst davor hatte, erfolgreich zu sein.

»Warum kannst du nicht einfach mal glauben, dass dir etwas Gutes passieren könnte?«, hatte sie mich eines Tages gefragt.

Diese Frage lässt mir noch heute keine Ruhe. Seit dem Beginn unserer Beziehung war Capucine besorgt über meine ständigen Klagen wegen meiner Herkunft. Sie drängte mich dazu, lieber zu handeln als zu jammern. Das verdanke ich ihr. Während sie an der Universität in Nanterre eine Studentengruppe für gemeinsame Unternehmungen gegründet hatte, traf ich mich mit Studenten aus verschiedenen Fachbereichen – Jura, Psychologie, Soziologie ..., die mir mit ihrem Blick auf das Thema DI dabei helfen sollten, mein Drehbuch darüber zu vervollständigen. Nach und nach beschäftigte mich das mehr als alles andere. Man sagt, man müsse sich im Kopf erst von seinen Eltern lösen, um eine langfristige Beziehung mit jemandem eingehen zu können. Ich musste mich erst von der Person des Spenders frei machen.

Auseinandersetzung mit dem Cecos

Nicht alle Kinder, die durch DI gezeugt wurden und davon wissen, teilen die Auffassung von Jean-Loup Clément, der nach Erscheinen seines Buches behauptete: »Meine Studie zeigt, dass das System der anonymen Samenspende den DI-Kindern insgesamt recht ist.« Über elf Monate hinweg schaltete Jean-Loup Clément folgende Anzeige in der *Libération*: »Berichten Sie von Ihrer eigenen Geschichte, um andere Fälle wie den Ihrigen kennenzulernen. Cecos-Psychologe sucht für wissenschaftliche Arbeit Beiträge von Volljährigen, die durch donogene Insemination gezeugt wurden.« Nach elf Monaten hatte er einundzwanzig Antworten erhalten. Man kann nicht guten Gewissens behaupten, dass das System der anonymen Samenspende den DI-Kindern insgesamt recht ist, wenn man nur einundzwanzig von ihnen dazu gehört hat, denn wir sind nahezu fünfzigtausend.

Ebenfalls nicht besonders ernst zu nehmen fand ich eine andere Psychologin, die mit mir zusammen bei einer Konferenz über DI vor einem Publikum sprach, das beruflich mit diesem Thema zu tun hat. Wir teilten uns die Aufgabe: Ich machte den subjektiven Erfahrungsbericht als DI-Kind, sie den objektiven Beitrag. Doch während ich dieser Psychologin zuhörte, hatte ich den Eindruck, dass sie genauso wie meine Mutter über DI sprach, und das machte mich stutzig. Am Ende sagte sie mir, dass sie zwei Kinder habe, die durch DI gezeugt worden seien. Ich hatte das Gefühl, getäuscht worden zu sein, indem sie sich als objektiv ausgegeben hatte. Auch Mediziner oder Psychologen haben eine Psyche und täten gut daran, sich als Subjekte mit einer eigenen Geschichte zu sehen statt fälschlicherweise Objektivität vorzutäuschen.

Letztlich ist das der Vorteil, den ich von meiner Zeugung durch DI habe: dass ich lerne, genau hinzuschauen und nachzudenken. Die Psychoanalyse hilft mir dabei, die Dinge zu ordnen und einige Gedächtnislücken zu schließen. Ich musste mir die Realität erst genau ansehen und verstehen. Ich hatte zu viele Fantasiebilder entstehen lassen. Und dann war da dieser immer wiederkehrende Traum … Ich bin klein, liege in einem Bett auf Rädern. Ein Arzt nähert sich mir und sagt: »Das ist also unser Versuchskaninchen?« Es herrscht grelles Licht, und die Leute tragen Masken. Ich komme in einen Operationssaal. Ein Arzt erklärt seinen Begleitern: »Hier haben wir unser erstes Probeexemplar.«

Man macht Versuche an mir, ich bekomme Infusionen, habe Elektroden am Kopf. Man beschäftigt sich mit mir.

Ich weiß nicht, wie dieser Kindertraum aufhört, aber als ich 2001 zum ersten Mal zum Cecos ging, hatte ich den Eindruck, an eben diesem Fantasieort aus meinem Traum zu sein. Als ich dort ankam, kam ich mir sehr verloren vor und hatte das unerklärliche Bedürfnis zu überprüfen, ob meine Geschichte auch wirklich stimmte. Sofort hatte ich ein Déjà-vu-Gefühl: graue Mauern, eher kühle Einrichtung, sehr konzentrierte Leute. Ich trete ein, gehe hinauf, warte. Ich werde von einem großen Mann mit blauen Augen und weißen Haaren empfangen, ein arischer Typ. Er hat eine relativ krumme Haltung, scheint aber einmal ein sehr schöner Mann gewesen zu sein. Er hört mir lange zu. Ich äußere meine Unruhe und meine Bedenken und gerate dabei in Wut. Ich komme in der Hoffnung, einen schriftlichen Hinweis über meine Zeugung durch DI zu erhalten. Doch den gibt es nicht. Ich bin völlig durcheinander, und meine Kehle ist wie zugeschnürt. Alles, was mir in den Sinn kommt, knalle ich diesem Professor an den Kopf, der in dieser Situation das Unbekannte an sich für mich verkörpert. Das ist befreiend und beängstigend zugleich. Nie zuvor hätte ich mir das zugestanden. Ich bin verwirrt, sehe nicht klar. Es ist eine Wut, die von meinem Schmerz herrührt. Wozu bin ich eigentlich dorthin gegangen, mal ehrlich? Ich hätte es lieber gehabt, wenn dieser Ort gar nicht existierte … Ich komme, um mich davon zu überzeugen, dass ich mir meine Situation nicht ausgedacht habe. Letztlich wollte ich eigentlich gar nicht daran glauben, an die DI. Muss ich dem Leben wirklich dankbar sein?

Bei meinem Wutausbruch habe ich vom »biologischen Vater« gesprochen. Der Professor antwortete mir: »Nein, es gibt keinen biologischen Vater. Es gibt nur Spender.«

Das behalte ich. Während ich mit den Mitarbeitern vom Cecos spreche, merke ich, dass es ihnen gar kein Anliegen ist, mit mir zu reden. Der Arzt, mit dem ich den Termin vereinbart hatte, begrüßt mich gar nicht richtig. Meine Anwesenheit erscheint ihm offenbar seltsam, wohingegen es für mich völlig normal ist, dass ich zum Cecos gekommen bin, um ihn zu treffen. Und so habe ich den Eindruck, dass er denkt: »Wie kommt der eigentlich dazu, uns zu nerven!« Denselben Eindruck habe ich später auch bei einem anderen Professor, den ich im Vorzimmer einer Redaktion treffe. Am Ende unseres unerträglichen Gespräches sagt er schließlich: »Und wenn sich nun herausstellte, dass ich ihr Spender wäre!«

Ein solches Auftreten und derartige Äußerungen von Leuten, die

viel leichter als ich Zugriff auf Informationen haben, sind unglaublich brutal.
Alles im Cecos ruft ein Déjà-vu bei mir hervor. Wie in meinem Traum. Außer dass ich niemanden interessiere. Aber wenn doch »die Gesellschaft das Kind in den Mittelpunkt der Diskussion stellt, als Hauptakteur und einzig Befähigten in Bezug auf die Frage, ob die Aufhebung der Anonymität bei Spenden berechtigt ist« (Nathalie Rives, *Peut-on se prononcer pour ou contre la levée de l'anonymat dans le don de sperme?* [Für und Wider der Aufhebung der Anonymität bei Samenspenden], Laboratoire de biologie de la reproduction, Cecos Rouen), wie kommt es dann, dass sich die Cecos nicht als Erste entsprechend verhalten?
Einige Zeit später treffe ich mich mit Papa und Justine in einem Restaurant in Paris. Warmes Ambiente, Geschäftigkeit, karierte Tischdecken, runde Tische. Sie sind gespannt auf meinen Bericht von meinem Cecos-Termin. Ich erzähle ihnen und dabei sage ich zu Justine, dass der Erzeuger irgendein Mann ist, aber dass ihr Vater ihr Vater ist. Ohne Umschweife. Die DI hat ihren Zweck erfüllt und Papa erlaubt, Vater zu werden. In diesem Moment spüre ich, dass ich endlich meinen Platz gefunden habe. Ich spreche wenig, aber deutlich. Ich habe Lust, meinem Vater zu sagen, dass ich ihn liebe, und gleichzeitig verspüre ich den Wunsch, mich an meiner Schwester zu rächen. Sie hat mir bei meiner Suche nicht helfen wollen. Ich finde es schlimm, dass wir uns untereinander nicht wirklich über die DI austauschen konnten. Dass sie mir damals gesagt hat, »dein Vater ist nicht dein Vater«, trage ich ihr sehr nach.
Papa ist fasziniert von dem, was ich erzähle. Meine Schwester hingegen ist entsetzt. Sie sucht ständig nach Anerkennung.
Ich habe mir von meinem Treffen mit dem Cecos-Verantwortlichen gemerkt, dass es keinen biologischen Vater gibt, sondern nur Spender. Und so sage ich zu Justine: »Nimm Papa doch einfach an.«

Das haut sie um. Und sie wendet sich an Papa: »Als ich klein war, hat Maman gesagt, dass du nicht mein Vater bist.«
»Aber schau mal, so etwas kann deine Mutter dir doch gar nicht gesagt haben«, entgegnet er ihr ziemlich betroffen.
Daraufhin packt Justine empört ihre Sachen. Wutschnaubend stoße ich hervor: »Gut, du nimmst deine Sachen und gehst einfach. Los, dann hau ab! Hau ab! Aber sofort!«
Ich hätte Papa gerne beschützt. Diese Situation war unerträglich. Wenn Justine weiterhin sagte, dass Papa nicht ihr Vater sei, dann hatte sie überhaupt nichts verstanden.
Als ich mit Papa zurückfuhr, fühlte ich mich gefestigt, obwohl ich traurig war wegen meiner Schwester.
Was ich an diesem Tag nicht verstanden hatte, war, dass Justine und ich nicht dieselben Voraussetzungen haben, um mit unserer Zeugungsgeschichte umzugehen. Als ich meine Schwester mit der Realität konfrontierte, dass sie nämlich nur einen einzigen Vater hat, verwies ich sie damit auf etwas für sie völlig Unerträgliches, wie sie mir später erklärte: »Ich lebte völlig in meiner Fantasie, dass ich irgendwo einen zweiten Vater hatte. Wenn zu Hause etwas nicht stimmte, half mir das. Alle Kinder tun das irgendwann mal, aber in meinem Fall als DI-Kind stimmte es eben, dass irgendwo mein Erzeuger herumlief. Ich war also eine Prinzessin, und mein zweiter Vater war ein König, den ich in meinen Träumen traf. Papa war für mich mein Adoptivvater, aber er war nicht mein Vater. Ich habe mich in diese Traumwelt geflüchtet bis zu jenem Mittagessen mit Arthur und Papa. Ich lebte mehr in meinen Träumen als in der Realität in Bezug auf die Art meiner Zeugung, die mir nach der Geburt von Audrey richtig bewusst wurde. Da die Eltern Arthur und mich geradezu förmlich eingeladen hatten, um uns darüber aufzuklären, löste das etwa dasselbe aus, wie wenn man einem Kind erzählt, dass es den Weihnachtsmann nicht gibt. Die völlige Desillusionierung. Vor dem Gespräch im Restaurant

dachte ich, dass es normal sei, sich den Träumen hinzugeben, Prinzessin zu spielen. Hinterher habe ich gemerkt, dass es dabei nicht ums Spielen ging, sondern ums Überleben. Ich musste also ein ganz neues Selbstverständnis ausbilden. Und dazu war es das erste Mal, dass Arthur und Papa in meinem Beisein über DI sprachen, ohne dass es Papa unangenehm war. Ich hatte nie wirklich mit Papa darüber gesprochen, weil ich immer darum bemüht war, ihn zu schützen. Ich wusste, dass er damals geweint hatte, als er von seiner Unfruchtbarkeit erfuhr, und wollte ihn nicht noch mehr leiden lassen. Doch während dieses Mittagessens sah ich Papa ganz offen mit Arthur reden, der schon seit seiner Jugend immer wieder dafür gesorgt hatte, dass die Familienproblematik zutage trat. Ich bin dabei, wieder langsam meinen Platz zu finden, aber dieses Gespräch war ein echter Schock für mich.«

Erst jetzt begreife ich Justines Leiden. Vorher hatte ich es nicht ermessen können, weil ich entschlossen an meinem Vorhaben festhielt und mit jedem Schritt, den ich dabei machte, meinem Vater immer näher kam.

Ich ging noch mehrfach zum Cecos. Zunächst, um zu sagen, dass ich bereit sei, meinen Spender zu treffen. Der Cecos-Leiter entgegnete mir stets, dass dies unmöglich sei. Und ich wollte auch darauf hinweisen, dass ich mich für die anderen »aus unbekanntem Samen gezeugten« Kinder einsetzen würde. Nebenbei gesagt missfällt mir dieser von den Medien benutzte Ausdruck überaus, weil er suggeriert, dass niemand weiß, woher die Samenspende stammt. Was falsch ist, denn die Cecos wissen es durchaus! Ich achtete auch darauf, mich bei den Menschen, die dort arbeiten, zu bedanken, weil ich ja ohne sie heute nicht leben würde. Und ich fragte, was aus dem Blut geworden sei, das mein Vater, sein Bruder und mein Großvater kurz zuvor beim Cecos abgegeben hatten, damit weitergehende Forschungen im Hinblick auf die Ursachen von Unfruchtbarkeit durchgeführt würden. Es heißt, die Mittel für die Forschung würden fehlen. Schade! Denn die künstliche Befruchtung hilft zwar bei Unfruchtbarkeit von Paaren, aber sie heilt sie nicht ... Als ich damals anfing, bei meinen Eltern nach dem Thema meiner Zeugung zu bohren, hatte ich meinem Vater nämlich gesagt, er solle mit den Fragen zu seiner Unfruchtbarkeit vorher ansetzen. Da die Eltern anfänglich nicht begriffen, warum ich meinen Spender suchte, und eben dies zu Spannungen innerhalb der Familie führte, beharrte ich weiter darauf: »Drängt die Cecos zu fundierteren Studien über männliche Unfruchtbarkeit. Man darf die Dinge nicht vermischen. Ihr habt das Problem der Unfruchtbarkeit und ich meine Geschichte als DI-Kind. Ihr müsst euch dafür interessieren, dass die Forschung über die Ursachen von Unfruchtbarkeit vorangetrieben wird, und ich muss für den Zugang zu meiner Herkunft kämpfen. Das sind zwei ganz verschiedene Dinge.«

So hatte Papa also auf meine Bitte hin beim Cecos Blut für Forschungszwecke abgegeben. Dabei ist wichtig zu verstehen, dass meine Eltern damals, als Papas Unfruchtbarkeit entdeckt wurde, als erschütterte Patienten zum Cecos gegangen waren, so wie man einen Heiler aufsucht. Sie waren unterwürfig und wagten nicht, sich zu beklagen oder irgendetwas zu beanspruchen. Jemanden, der etwas spendet, infrage zu stellen, das tat man nicht. Außerdem hatte die Kirche ja starke Vorbehalte hinsichtlich der DI geäußert, und so sagten sie sich: lieber nicht zu viele Fragen stellen. Da das Kinderkriegen als Geschenk Gottes betrachtet wird, wurden die Cecos für sie zum symbolischen Retter ihrer christlichen Ehe. Meine Eltern hatten also keinerlei Anlass, eine Institution zu hinterfragen, die ihnen geholfen und es meinem Vater ermöglicht hatte, seine Frau zu behalten: Dank der Cecos hatte meine Mutter schließlich Kinder bekommen können. So brachte ich meine Eltern dazu, ihr ursprüngliches Anliegen wieder aufzugreifen. Sie waren bereit, sich mit der Realität auseinanderzusetzen, die sie seitdem ausgeblendet hatten, und holten die Akte über Papas

Unfruchtbarkeit wieder hervor. Die Fragen darin sind bis heute unbeantwortet. So begriffen meine Eltern, dass auch ich in höchstem Maße davon betroffen war, was sie für ihr ganz eigenes Problem gehalten hatten. Auf jeden Fall ist das Cecos meinem Vater eine Antwort schuldig. Diese offene Angelegenheit ist tatsächlich ein Tabu innerhalb unserer Gesellschaft. Meiner Ansicht nach wird die Unfruchtbarkeit meines Vaters noch immer tabuisiert insofern, als ihre Ursachen bis heute nicht erforscht sind. Außerdem griff das Cecos ganz entscheidend in die erzieherischen Aufgaben meiner Eltern ein, indem es den Spender anonym hielt und ihm damit gleichzeitig einen Platz innerhalb meiner Erziehung zuwies. Ob ich nun aufgrund der DI Präsident oder Krimineller werde – ich habe gezwungenermaßen keinerlei Verbindung zu der Erbfolge, der ich angehöre.

Einmal wartete mein Freund Bernard am Ausgang des Cecos auf mich. Er hatte den Leiter getroffen und sich ihm folgendermaßen vorgestellt: »Guten Tag, Bernard mein Name, gezeugt durch künstliche Insemination«.

»Wie haben Sie sich denn nur kennengelernt?«, fragte der Verantwortliche überrascht.

»In Juilly.«

»Im Internat von Juilly? Aber da war ich auch! Ein wenig vor Ihrer Zeit natürlich … Ist dort immer noch dieser Priester, Sie wissen schon, Pater …«

Wir hatten also alle drei, der Arzt, mein Freund und ich, etwas Gemeinsames. Bernard erfuhr mit siebzehn Jahren von seiner Zeugung durch DI. Er fand es heraus, als er seiner Mutter gegenüber die Frage selbst anschnitt. Schließlich gab sie es zu. Bernard weinte darüber. In einem besetzten Haus, wo wir uns immer mit Freunden trafen, spannen wir uns oftmals aus, dass wir möglicherweise Brüder waren, ohne es zu wissen. Ich selbst war drei Jahre alt, als ich davon erfuhr, wie ich gezeugt worden war.

Wenn ich an Unfruchtbarkeit denke und die Hilfe durch einen Spender, dann kommt mir oft der Satz in den Sinn »Gott wurde selbst zum Menschen«. Natürlich musste Gott selbst zum Menschen werden, denn wenn Gott Gott geblieben wäre, würde ja die Trauer keine Rolle spielen. Weil Gott zum Menschen wird, können wir uns mit einem Sterblichen wie uns selbst identifizieren. Der Tod hält uns dazu an, dem Leben einen Sinn zu geben, denn er löst Angst in uns aus: Er treibt uns wie ein Motor zum Handeln an. So ist es, wie Charles Melman betont, durchaus bedauernswert, dass in unserer westlichen Gesellschaft »viele Psychiater nicht mehr wissen, dass Trauer ganz normal ist«. Ein Beispiel: Wir essen täglich Fleisch, obwohl wir nur schwer sehen können, wie Tiere getötet werden. Ich erinnere mich daran, dass ich als Pfadfinder ein Huhn schlachtete, weil niemand sonst sich dazu durchringen konnte. Ich war der Einzige, der dazu in der Lage war. Von Tod und Trauerarbeit nichts wissen zu wollen, bedeutet in meinen Augen, die Realität nicht ernst zu nehmen. Grundsätzlich weicht der Mensch der Stille eher aus, die die Trauer mit sich bringt. Er zieht es vor zu kompensieren, statt zu realisieren.

In Bezug auf die künstliche Befruchtung frage ich mich auch, wer eigentlich zu dem Verheimlichen beiträgt, zu diesem Gesetz des Stillschweigens, das überall herrscht? Geht es nicht eigentlich darum, im Namen des Familienfriedens ein gesellschaftliches Modell zu verteidigen? Doch »die Verpflichtung zur Anonymität pflegt Beziehungen auf der Grundlage des Geheimnisses um die Zeugungsumstände und gibt der Konstruktion eines fiktiven Familienmodells den Vorrang, in dem Unfruchtbarkeit nicht existiert. Insofern befördert sie ein Familienmodell, das vielleicht der biologischen Abstammung und der Befürchtung, dass diese eventuell infrage gestellt sein könnte, größere Bedeutung beimisst als einem realistischeren Modell, in dem verschiedene Abstammungsformen nebeneinander existieren könnten. (...) Mag das Bemühen, die

Unfruchtbarkeit zu besiegen, auch noch so lobenswert sein, das Bestreben, ihre Existenz um jeden Preis zu negieren, spiegelt vielmehr das gesellschaftliche Unbehagen dabei wider, sie zu akzeptieren, auch auf die Gefahr hin, die unfruchtbaren Paare stärker zu stigmatisieren« (*Anonymat du don de gamètes: protection d'un modèle social ou atteinte aux droits de l'homme* [Anonyme Samenspende: Verteidigung eines gesellschaftlichen Modells oder Verletzung der Menschenrechte] von J. Guibert und E. Azria, Journal de gynécologie obstétrique et biologie de la reproduction, 2007).
Der Mediziner, mit dem ich beim Cecos gesprochen habe, soll im Interesse der Patienten und der Kinder handeln. Doch fragt er sich auch, ob er das Recht dazu hat, Informationen zu bewahren, die diese Personen betreffen? Fragt er sich wirklich, ob er eine intime biologische Information zurückhalten darf – einen Teil der Identität eines Individuums?

An die Öffentlichkeit

Egal was passiert – die Realität ist unbequem. Das habe ich schon vor langer Zeit verstanden. Aber indem ich sie verzerrte, würde ich mich nicht gegen sie wappnen können. Ich wusste nicht, wo mein Platz war, und fühlte mich schlecht dabei. Schon seit der zwölften Klasse hatte ich alles Mögliche unternommen, um über meine Situation als DI-Kind zu sprechen. Dann fuhr ich nach China. Als ich dort derartig viele Menschen sah, kriegte ich wirklich Schiss. War das vielleicht Platzangst? Es war wohl eher so, dass ich mich angesichts der Massen, die ich in alle Richtungen strömen sah, fragte, wer ich selbst eigentlich sein konnte, und ich fand, dass es der richtige Moment war, etwas in Angriff zu nehmen. Und da ich Herausforderungen mochte, sagte ich mir: »Du solltest deinen eigenen Verein gründen.« Ich wollte einen Verein gründen, der sich mit juristischen und psychologischen Fragestellungen rund um das Thema künstliche Befruchtung beschäftigt.

Letztlich ist es dann ein wenig anders gekommen. Während meines Psychologiestudiums arbeitete ich als Kellner in einem Café in

Neuilly und lernte dabei einen Journalisten kennen. Einige Tage später waren wir zusammen Mittag essen. Wir trafen uns in einem Bistro und kamen ins Gespräch. Ich erzählte ihm von dem, was mich beschäftigte, von meinem Leid und von meiner Filmidee. Und er schlug vor, dass ein befreundeter Journalist einen Artikel über mich schreiben könnte. Ich erzählte ihm ohne Hemmungen meine ganze Geschichte, und ich erinnere mich, dass er sagte: »Du bist ziemlich offen! Pass auf, wem du was erzählst!« Ich antwortete ihm, dass ich sehr wohl wisse, dass ich einem Journalisten gegenübersitze, der dafür bekannt sei, verantwortungsvoll zu handeln. Er hörte mir aufmerksam zu und brachte mich hinterher tatsächlich in Kontakt mit dem Gesundheitsressort seiner Zeitung.

Daraufhin erschien am 22. August 2006 ein Artikel mit dem Titel »Gezeugt durch eine Samenspende – Arthur will seinen Erzeuger kennenlernen«. Dazu war ein Foto von mir abgedruckt, auf dem ich in einen Spiegel schaue, als Symbol für meine doppelte Herkunft. Unten war meine E-Mail-Adresse angegeben und in einem zusätzlichen Artikel diejenige des Vereins »Procréation médicalement anonyme«, den ich zu der Zeit noch nicht kannte. Als dieser erste Artikel über meine Geschichte veröffentlicht war, rief ich sofort Papa an und sagte ihm: »Du wolltest einen, der die Dinge in die Hand nimmt, jetzt ist es soweit!«

In diesem Moment erklärten sich die Eltern unter meinem Druck bereit, Familie und Freunden von unserer Zeugung durch DI zu erzählen. Ich hatte ihnen gesagt: »Wenn ihr es nicht tut, dann mache ich es.«

Ich war davon überzeugt, dass mein Kampf für den Zugang zu meiner genetischen Herkunft die Cecos störte, die seit mehr als dreißig Jahren über die Samenspenden bestimmten. Der nationale Ethikrat (CCNE) hatte sich im Januar 2006 für die Aufhebung des Zeugungsgeheimnisses ausgesprochen, aber er empfahl, die Anonymität des Samenspenders aufrechtzuerhalten. So fühlte ich mich

bestätigt, als am 28. Juni 2006 die damalige UMP-Abgeordnete im Département Yvelines, Valérie Pécresse, und 92 Parlamentarier einen Gesetzesentwurf einreichten. Dieser sieht vor, was die Medien die »zweigleisige Möglichkeit« nannten: »Die Samenspende ist anonym. Der Spender kann zum Zeitpunkt der Spende die Erlaubnis erteilen, dass die Anonymität aufgehoben wird. Das Paar, das die Samenspende erhält, wird darüber informiert, dass es entweder eine Spende erhalten kann, bei der die Aufhebung der Anonymität erlaubt wurde, oder eine Spende, deren Anonymität nicht aufgehoben werden kann. Nur das durch die Samenspende gezeugte Kind kann verlangen, die Identität des Spenders zu erfahren ...«
Demnach könnten die Eltern zwischen einer anonymen Spende oder einer mit Einwilligung wählen, die dem Kind die Möglichkeit gäbe, mehr über den Samenspender zu wissen.
Zwei Tage nach der Veröffentlichung des Artikels über die Suche nach meinem Erzeuger erhielt ich einen Anruf von Pauline Tiberghien, einer Ärztin für Gynäkologie und Geburtshilfe und Präsidentin des Vereins »Procréation médicalement anonyme«. Sie befürchtete, dass viele kleine Vereine den Erfolg beim Kampf für das Recht auf den Zugang zur eigenen Herkunft gefährden könnten, und bat mich daher eindringlich, ihrem Verein beizutreten. Pauline Tiberghien verheimlichte nicht, dass sie anonym geboren war. Darum schlug sie vor, dass Kinder aus einer anonymen Samenspende ebenso wie die anonym geborenen die Möglichkeit haben sollen, auf dieselbe Such-Organisation zurückzugreifen, den 2003 gegründeten CNAOP (Conseil national d'accès aux origines personnelles), den Nationalrat für den Zugang zur persönlichen Herkunft.
»Niemand hat das Recht zu entscheiden, dass es besser für ein Kind ist, nicht zu wissen, wer sein Erzeuger ist«, meint sie.
Ich war unglaublich erleichtert, denn mir wurde klar, dass mein Anliegen vielleicht endlich Gehör finden würde. Ich begriff, dass ich nicht allein war: andere Kinder, die mittlerweile auch erwach-

sen waren, hatten dasselbe durchgemacht wie ich. Ich war einfach nur schon etwas weiter in meiner Entwicklung, weil ich es sehr früh erfahren hatte. So wurde ich also zum Sprecher des Vereins PMA, den Pauline Tiberghien 2004 nach der Geburt von Clara, dem ersten Mädchen aus Embryonenspende, gegründet hatte.
Dazu berichtet sie Folgendes: »Als 1994 die Embryonenspende gesetzlich legalisiert wurde, sagte ich mir, dass niemand zu einer solchen Spende bereit sein würde. Als ich zehn Jahre später von Claras Geburt erfuhr, war ich entsetzt. Vor dem Hintergrund meiner eigenen Geschichte als anonym geborenes Kind konnte ich diese Geburt infolge einer anonymen Embryonenspende nicht einfach so hinnehmen, ohne zu reagieren. Das hätte schließlich bedeutet, ein bereits bekanntes Problem sehenden Auges noch einmal neu zu schaffen. Und die Erfahrung der anonym geborenen Kinder auf der Suche nach ihren Erzeugern hätte überhaupt nichts genützt.«
Am 23. September 2004 veröffentlicht Pauline Tiberghien in der Zeitung *Libération* gemeinsam mit der Psychoanalytikerin Geneviève Delaisi de Parseval einen Artikel über Embryonenspende, die sie beide als »Zeitbombe« bezeichnen, um die anonyme Embryonenspende an ein Paar, das in doppelter Weise durch Unfruchtbarkeit betroffen ist, anzuprangern. Sie betonen: »Nachdem die Anonymität von Fortpflanzungszellen besiegelt ist, schließt das Bioethikgesetz hier schon wieder einen Pakt mit Lüge und Verweigerung. Indem es eine falsche Abstammung in beide Richtungen vortäuscht, wird dem Kind definitiv jegliche Möglichkeit versagt, eines Tages Zugang zu seiner Herkunft zu haben, und zwar sowohl auf menschlicher, als auch auf genetischer Ebene.«
Im Oktober desselben Jahres wurde der Verein »Procréation médicalement anonyme« gegründet. Es ging darum, Beschäftigte im Gesundheitsbereich für die verhängnisvollen Folgen der Anonymität für die Kinder zu sensibilisieren, und zwar bei der Spende von Samen, Eizellen oder Embryonen: »Meine Kollegen«, so erklärt

Pauline Tiberghien, »verglichen Embryonenspende mit Adoption und sagten, dass es dasselbe sei wie eine Adoption nur mit Schwangerschaft. Für mich hat das nichts miteinander zu tun. Adoption bedeutet, eine Familie für ein Kind zu finden, wohingegen Embryonenspende heißt, einen Embryo für eine Familie zu finden. Was dabei möglicherweise herauskommt, macht mir Angst, und daraus mache ich kein Hehl.«

Eines der ersten Mitglieder des Vereins PMA war ein Biologe. Die Beweggründe für seinen Beitritt sind einfach. Die Anonymität war für ihn schon immer fragwürdig, und hinsichtlich des damit verbundenen »Einheitsdenkens der Cecos« meint er, dass man nicht allein den praktizierenden Ärzten und Biologen die Verantwortung übertragen und diese damit quasi »in Geiselhaft« nehmen könne. Darüber hinaus bevorzugt er den pragmatischen Ansatz gegenüber der Argumentation der Cecos: »Ebenso wie man nicht weiß, wie sich die Einschätzung des Spenders von dem Moment des Spendens an in den darauf folgenden Jahren entwickeln wird, so weiß man auch nicht, wie sich die Einschätzung des durch DI entstandenen Kindes zwischen seiner Geburt und seiner Volljährigkeit entwickeln wird. Anonymität hin oder her – sollte nicht sowohl zum Zeitpunkt der Spende als auch zu einem späteren Zeitpunkt vom Spender über die Distanz zwischen Spender und Empfänger entschieden werden? Ich bin gegen endgültige und starre Meinungen, denn wir wissen alle, dass wir im Laufe des Lebens Denkansätze verändern oder unsere ursprünglichen Überzeugungen ins Wanken geraten. Darum erwarte ich auch von den Cecos, dass sie verantwortlich zeichnen für ihren Anteil innerhalb der Entwicklung der vorliegenden Situation. Als Mediziner kenne ich selbst die ängstliche Zurückhaltung der Ärzte, wenn es darum geht, Position zu beziehen, aber es gibt Notlagen, die man eben nicht ignorieren kann.«

Außerdem war dieser Biologe geprägt von seiner Berufstätigkeit in einem Labor in der Schweiz, wo die Bundesverfassung seit 1992 infolge einer Volksinitiative jedem Individuum das Recht auf Kenntnis seiner genetischen Herkunft zuspricht. Für die Schweiz bedeutete dies, sich den internationalen Konventionen anzupassen. Wie in Frankreich ist auch in der Schweiz die Samenspende verheirateten Paaren vorbehalten, und das Kind, das innerhalb dieser Ehe geboren wird, hat den Ehemann zum Vater. Der Zugang zu den Informationen zur Identifizierung des Spenders wird ermöglicht: Name, Vorname, Geburtsdatum und -ort, Wohnsitz, Nationalität, Beruf und Ausbildung, physische Merkmale, Datum der Samenspende, medizinische Untersuchungen. Das aus der Spende entstandene Kind kann bei seiner Volljährigkeit Zugang zu all diesen Informationen bekommen oder auch schon vorher, wenn es ein berechtigtes Interesse vorweisen kann. Nachdem der Spender von den unternommenen Schritten des Kindes in Kenntnis gesetzt wurde, hat er die Möglichkeit, ein Treffen mit diesem abzulehnen.

Dann trat ein im Krankenhaus tätiger Gynäkologe dem Verein bei. Doch über zwei Jahre hinweg hatte PMA nur fünf Mitglieder. Aufgrund der gesetzlichen Unklarheit im Hinblick auf Reproduktionsbiologie und mangelnden Informationen, wofür die Cecos verantwortlich waren, unterstützten schließlich mehrere Juristen den Verein. DI-Kinder, Psychoanalytiker, Menschen, die im Gesundheitswesen tätig sind, Eltern und Spender kamen hinzu. 2007 waren es schon mehr als siebzig Mitglieder, darunter einundzwanzig Personen, die durch DI gezeugt wurden, das heißt genauso viele wie die von Jean-Loup Clément Interviewten, die sich für die Aufrechterhaltung der Spenderanonymität ausgesprochen haben. Das heißt, dass sein Buch in dieser Sache nicht mehr als Referenz dienen kann. Allerdings handelt es sich in beiden Fällen um äußerst geringe Zahlen angesichts der zahlreichen seit dreißig Jahren durch DI gezeugten Kinder.

Als ich mich in meiner Funktion als Sprecher des Vereins PMA an

Journalisten wandte, war mir natürlich klar, dass das Anlass dafür sein würde, danach zu fragen, was ich selbst erlebt habe. Doch das war notwendig, um meine Ziele zu erreichen. Nach dem in *Le Parisien* erschienenen Artikel erhielt ich etwa fünfzehn Interview-Anfragen. Auf i-Tele traf ich zum ersten Mal Monsieur Aneseim, Mitglied des Ethikrates des Inserm (Institut national de la santé et de la recherche médicale), des Französischen Instituts für Gesundheitswesen und medizinische Forschung. Er sagte, dass der Rat die Forderung der Kinder in Bezug auf ihre biologische Herkunft verstehe, aber dass er eine negative Empfehlung hinsichtlich der Aufhebung der Anonymität ausspreche und stattdessen das »zweigleisige System« in Anlehnung an den Gesetzesentwurf von Valérie Pécresse vorschlage. Er regte sogar an, dass man den Eltern die Wahl lassen solle zwischen einer Anzahl an anonymen und bekannten Spendern. Wie soll man sich denn da entscheiden? Die Unfruchtbarkeit löst derartige Verwirrung bei dem Paar aus, und es muss sich von allen bisherigen Plänen verabschieden, sodass es nur schwerlich in der Lage ist, eine solche Entscheidung zu treffen. Womöglich gäbe es nur Komplikationen, wenn die Eltern einen bekannten Spender auswählen und das Kind später gar nichts wissen will! Und ebenso umgekehrt.
Mittlerweile versteht die breite Öffentlichkeit sehr gut, was auf dem Spiel steht. Sie ist inzwischen vor den Risiken, die die Anonymität mit sich bringt, gewarnt. Auf diese Öffentlichkeit zähle ich, damit auch die Abgeordneten dafür sensibilisiert werden, die bislang nichts für uns Kinder bewirkt haben. Die Ärzte werden weiter schweigen, wenn kein Druck ausgeübt wird. Musste man nicht schon viel zu lange darauf warten, dass alle Patienten von Rechts wegen Zugang zu ihrer medizinischen Akte haben? Und warum betrachtet man die Daten zur Feststellung der Identität, die von den Cecos zurückgehalten werden, nicht auch als Teile einer solchen medizinischen Akte, die den Patienten zugänglich sein sollte?

Einer meiner Freunde erfuhr auf eigenes Nachfragen von seiner Mutter, dass er mit dem Sperma ihres Arztes gezeugt worden war. Diese Vermischung der Rollen (Arzt–Spender) gibt es in einigen Fällen. Bevor die Samenspende offiziell durch die Cecos eingerichtet wurde, gab es bei Unfruchtbarkeit des Ehemannes einfache Mittel, um diese zu verschleiern. Einige Ärzte waren den Patientinnen auf diese Weise »behilflich«. Das ist durchaus bekannt. Ebenso wie die Tatsache, dass Medizinstudenten manchmal gegen Geld Samenspender waren, bevor gesetzlich geregelt wurde, dass der Samenspender verheiratet sein und mindestens ein Kind haben und dass die Spende unbezahlt sein musste. »Es genügte, den Medizinstudenten 500 Francs zu geben«, erinnert sich Professor François Thépot, Leiter der Abteilung genetische Befruchtung der Agence de la biomédecine.

Angesichts der großen Anzahl von Personen, die durch DI gezeugt wurden, liegt allerdings nahe, dass diese Praxis marginal bleibt: Sie ist ganz offensichtlich nicht der einzige Grund, der die Cecos daran hindert, ihr Vorgehen infrage zu stellen. Sie glauben, dass die Aufhebung der Spenderanonymität deren Zahl spürbar verkleinern würde. Ich sagte es bereits: Diese quantitativen Erwägungen sind wirklich nicht unser Problem. Und nebenbei sei auch erwähnt, dass angesichts der steigenden Nachfrage an assistierter Reproduktion die Zahl der Kinder, die von demselben Spender stammen dürfen, von fünf auf zehn verdoppelt wurde, wodurch die Cecos das Problem der fehlenden Spender teilweise lösen konnten, ohne aber deswegen auch die Anonymität zu hinterfragen. Und in Schweden zum Beispiel, das die Anonymität 1984 aufgehoben hat, sank die Zahl der Spender zwar eine Zeit lang, erreichte aber wieder das alte Niveau.

Vierzehn Länder, darunter Österreich, Finnland, Großbritannien, Schweden und einige amerikanische Staaten, haben sich bereits für die Aufhebung der Anonymität ausgesprochen. In Großbritannien ist die Samenspende seit 2005 nicht mehr anonym. Und die britische Gesellschaft stellte sich außerdem der Herausforderung, die Kinder zu berücksichtigen. Ab 2023, achtzehn Jahre später, werden sich die durch Samen-, Ei- oder Embryonenspende gezeugten Kinder auf die Spuren ihrer biologischen Väter oder Mütter begeben können. Egal, wenn die Zahl der Spender zunächst sinkt! Das veranlasst die Ärzteschaft vielleicht dazu, die Forschung über Unfruchtbarkeit voranzutreiben statt Experimente ohne Aufzeichnungen und Rückverfolgbarkeit durchzuführen.

Das Anliegen des Vereins PMA ist, dass Kinder wie ich, die mithilfe von Samenspende gezeugt wurden, auch in Frankreich Zugang zu ihrer genetischen Herkunft haben. Wir wollen, dass dieselben Fragen auch im Hinblick auf Eizell- und Embryonenspende gestellt werden. Und zwar aus dem einfachen Grund, dass wir bei PMA meinen, dass die Spende von genetischem Material etwas Besonderes ist und dass sie nicht mit einer Nieren- oder Blutspende und noch nicht einmal mit einer Gesichtsspende vergleichbar ist, weder auf gesetzlicher noch auf symbolischer Ebene. Die Spender von Fortpflanzungszellen spenden nicht einfach irgendwelche Zellen, sie spenden Erbgut.

Dass meine Geschichte mit dem Einverständnis meiner Eltern in den Medien thematisiert wurde, hat zumindest ihr Verantwortungsgefühl geweckt. Seitdem können wir auch in unserer Familie besser über die DI sprechen. So hatte es für uns alle etwas Gutes, vor allem aber für Justine: »Seitdem Arthur in den Medien von seiner Geschichte gesprochen hat, haben sich die Beziehungen in unserem familiären Gefüge erheblich verändert. Was mich betrifft, so habe ich nicht mehr das Gefühl, Papa, meinen Bruder, meine Schwester oder sogar Maman schützen zu müssen. Vorher war es mir nicht gelungen, wirklich ich zu sein, weil ich immer meinte, den Erwartungen der Eltern entsprechen zu müssen. Doch das war quasi unmöglich, weil ich spürte, dass sie mir im Hinblick auf die

Zukunft nicht vollkommen vertrauten. Da sie einen Teil meiner Herkunft nicht kennen, war da etwas, womit sie sich nicht auskannten. Meine offenherzige Art war ihnen fremd, und ich merkte, dass sie das störte. Und dann kam hinzu, dass ich als erstes Kind unter den Geschwistern wie ein erster Versuch war. Das trifft auf alle Erstgeborenen in einer Familie zu. Aber vor dem Hintergrund unserer Zeugungsumstände war ich tatsächlich eine Art Versuchsballon mit einem großen unbekannten Anteil. Das lastete auf mir. Mittlerweile können wir darüber sprechen, und das ändert alles.«
Die Suche nach der Wahrheit ist ein steiniger Weg. Ich glaube, das wird nie ein Ende haben, aber es ist trotzdem befriedigender, als einfach die Augen zu verschließen. Als die gesamte Familie über unsere Zeugungsart Bescheid wusste, sagte die Karmeliter-Schwester meiner Mutter: »Ohne Wahrheit keine Liebe.« Das stimmt. Jesus sagt uns nicht, dass wir lieben sollen um der Liebe Willen, sondern dass wir wirklich lieben sollen. Die Wahrheit lässt echte Liebe wachsen, ohne Lügen, ohne Hirngespinste. Niemand weiß jemals die ganze Wahrheit, aber sich die Tatsachen genau anzusehen, ist für mich wichtiger als alles andere. Meine ältere Schwester hatte sich aufgrund der Tatsache, wie sie gezeugt wurde, eine unglaubliche Fantasiewelt konstruiert. Einmal sagte sie mir sogar: »Mein Spender ist Gott, es ist Jesus!«
Das war ihre Art, die Dinge zu überhöhen und greifbar zu machen, weil ihr ebenso wie mir Bezugspunkte fehlten. Wir sind zwei Jahre auseinander, und ich fühlte mich wirklich von Justine allein gelassen wegen ihrer Art, das Problem zu lösen. Für mich war mein Spender ein Mann. Punkt! Ich konnte dem Spender nicht irgendeinen Platz zuweisen und schon gar nicht den von Gott, so wie Justine es tat. Die Entscheidung, meine Geschichte in den Medien öffentlich zu machen, ist ein wenig so wie zum Spender zu sagen: »Du versteckst dich? Ich zeig mich!«

Die Gene eines Menschen

Die Juristen fragen sich, ob Reproduktionszellen mit einer »Person« oder einer »Sache« gleichzusetzen sind – Zeichen dafür, dass Reproduktionszellen nicht irgendein unbedeutendes Material sind, wie auch folgende Anekdote illustriert: Als das Cecos im Elsass mitsamt seiner Lagerungstanks mit 1750 verschiedenen Präparaten in einen Vorort von Straßburg umziehen musste, kamen die angefragten Versicherungen zu dem Schluss, dass der Inhalt dieser Lagerungstanks einen unschätzbaren Wert habe und somit nicht zu versichern sei. »So fand die Überführung in Begleitung der Polizei, die voraus und hinterher fuhr, auf einer gesperrten Autobahn unter der Verantwortung der Krankenhausleitung statt. Diese Episode zeigt, wie unsicher unsere Gesellschaft sich darin ist, dieses Tiefkühlprodukt einzuschätzen.« (*La conservation du sperme congelé: Étude transversale des conséquences d'une biotechnologie sur les comportements et le sens social, religieux et juridique du sperme* - [Die Konservierung von tiefgekühltem Sperma: Querschnittsstudie bezüglich der Auswirkungen einer Biotechnologie auf das

Verhalten und auf die soziale, religiöse und juristische Bedeutung von Sperma], Mai 2005, Université Louis Pasteur, Straßburg). Das zumindest kann ich sagen, denn ich selbst bin schließlich daraus entstanden.
Man weiß schon lange, wie es auch in dem Buch *Le secret sur les origines* von Pierre Verdier und Michel Soulé unterstrichen wird, dass »sich Kinder oder Heranwachsende und sogar erwachsene Menschen, die sich plötzlich ohne Verankerung sehen, auf eine verzweifelte Suche nach ihren Wurzeln begeben.« Deshalb wäre auch ich wirklich beinahe verrückt geworden, aber als meine Eltern mir von der Art meiner Zeugung erzählt hatten, stand zunächst das Geheimnis an sich im Mittelpunkt.
Ebenso für meine ältere Schwester Justine, die als Jugendliche sogar losging und die Leute ganz dreist fragte – ob sie es hören wollten oder nicht: »Ist hier vielleicht irgendjemand, der in dem betreffenden Jahr Samen gespendet hat?«
Justine, die sich bei Audreys Geburt darüber bewusst wurde, dass wir alle durch DI gezeugt worden waren, steckte als Kind lieber den Kopf in den Sand und flüchtete sich in eine Traumwelt, wie sie heute zugibt. Später, als sie spürte, dass die Frage nach der genetischen Herkunft stark auf ihr lastete, hielt sie es nicht länger aus, Stillschweigen zu wahren. Kinder, die durch DI gezeugt wurden, tragen ähnliche Fragestellungen wie Adoptivkinder im Hinblick auf ihre Herkunft mit sich herum. Insofern empfinde ich es wirklich als Diskriminierung, dass wir, die durch einen Kunstgriff der Medizin gezeugt wurden, in Frankreich nicht das Recht auf Kenntnis unserer Herkunft haben. Wenn ich also bei einem Seitensprung meiner Mutter mit dem Briefträger entstanden wäre, wäre es beinahe einfacher gewesen … Meine Eltern haben mich nicht um Erlaubnis gefragt, als ich zur Welt kam; und ich muss sie ebenso wenig darum bitten, nun nach meinem Erzeuger suchen zu dürfen. Was sie darüber denken könnten, beschäftigt mich nicht allzu sehr.

Sie wurden schließlich auf natürliche Weise gezeugt! Und ich bin nicht etwa undankbar oder verleugne sie, wie man meinen könnte, aber bei meiner Suche spielen sie keine Rolle. Während all meines Leidens wusste ich immer, dass ich die Gene eines Menschen in mir trage. Und nicht zu wissen, wer diese Person ist, ist unerträglich für mich.

Darum möchte ich ganz generell eine Auseinandersetzung mit dem Thema anregen. Für mich sind die Spender »falsche Erwachsene«, weil sie kaum Verantwortung übernehmen. Von einigen glaube ich sogar, dass sie das sind, was ich als »feige Väter« bezeichne. Wie jener Mann, der bereit dazu ist, sich im Internet über den »Spender-Job« zu äußern: »Man muss schon klar sehen, dass es nicht irgendeine Spende ist, weil man Vater wird, ohne es zu wissen, ohne eines Tages seinen ›Sohn‹ zu kennen. Also nicht dran denken, drüber weggehen, sonst darf man nicht Spender sein.«

Oder wie dieser Monsieur Dourche, Samenspender, dessen Fall Geneviève Delaisi de Parseval in *La part du père* [Der väterliche Teil] vorstellt: »Er weiß, dass die Samenbank den Spender nach Übereinstimmungskriterien mit dem sozialen Vater auswählt (Augenfarbe, Haarfarbe usw. werden mit den Merkmalen des Empfängers abgeglichen). Er spricht auch über die Möglichkeit, dass dieser Erkundigungen über ihn einholen oder verlangen könnte, ihn zu sehen (...). Ich frage ihn also, ob, im Falle der zweiten Möglichkeit, er auch das Kind gerne sehen würde. Er antwortet, dass ihm das völlig egal ist ... außer wenn die Eltern es wünschen. Hier zeigt sich, was Vaterschaft für Monsieur Dourche bedeutet: Die Eltern sind diejenigen, die den Lebensrahmen für ein Kind bilden, der Rest ist lediglich eine kleine genetische Nebensache. Übrigens, so sagt er, sind die vielen Fälle, in denen man gar nichts davon wusste, der Beweis dafür, dass die genetische Vaterschaft nicht zählt.«

Wegen genau dieser Leute, die sich die allergrößte Mühe geben, nicht an uns zu denken, obwohl wir doch immerhin aus ihrem

Handeln resultieren, leiden so viele Kinder. Wie Pauline Tiberghien sagt, »gibt es die Kinder und die Spender. Einige leiden, andere nicht. Wem möchte man helfen?« Wer ist bereit, auf diese Frage zu antworten?

Meine Eltern haben damals das DI-Verfahren so akzeptiert, wie es ihnen vorgeschlagen wurde. Sie hatten auch gar keine speziellen Wünsche. Wie ich bereits betont habe, machte die medizinische Praxis sie machtlos in dem Sinne, dass sie ihren Kindern gegenüber nicht Rechenschaft ablegen können. Doch meine Eltern müssen wie alle, die die Hilfe durch die DI in Anspruch nehmen, akzeptieren, dass sie ihre Kinder nicht allein bekommen haben.

Um meine Fantasien ein wenig im Zaum zu halten, bin ich auf Fakten angewiesen. Ich will nicht, dass meine Vorstellungen mich noch in den Wahnsinn treiben. Aufgrund meiner Zeugungsweise habe ich große Schwierigkeiten dabei, mich in Raum und Zeit zu verorten. Ich weiß nicht, wann das Sperma gespendet wurde, und ebenso wenig, wie lange es in Flüssigstickstoff tiefgefroren war. Wie soll ich mich da in der Zeit verorten? Tiefgefrorenes Sperma, da läuft es einem kalt den Rücken hinunter. Aber so ist es wirklich. Ich hätte auch zehn Jahre früher geboren werden können. Hin und wieder stelle ich mir durchaus vor, dass der Spender 80 Jahre alt sein könnte und dass er sein Sperma zum Zeitpunkt der Zeugung meines Vaters gespendet hat. Wenn ich höre, dass in einem Cecos eine Schwangerschaft siebzehn Jahre nach dem Einfrieren der dazu verwendeten Pailletten geklappt hat, dann sage ich mir, dass ich genauso alt wie Papa sein könnte. Oder der Spender ist jünger als Papa, oder er könnte auch schon tot sein. Ich bin wie aus der Zeit geworfen, und zwar aufgrund des zeitlichen Auseinanderklaffens zwischen der Geschichte des Spenders und der der konservierten Spermaprobe.

Zu all diesen zeitlichen Wahnvorstellungen kommen die räumlichen hinzu. Weil ich nicht wirklich weiß, woher ich komme und woran ich bin, bin ich mir oftmals auch meines eigenen Ortes nicht sicher. Wie oft habe ich versucht, mich davon zu überzeugen, dass es kein Zufall ist, dass ich gerade in diese Familie hineingeboren wurde! Aber manchmal frage ich mich auch: Bin ich eigentlich richtig hier in dieser Familie? Ich muss auch wissen, wo der Spender seine Spende gemacht hat. Das Sperma kann schließlich von einem Cecos zum nächsten transportiert werden, je nach benötigten physischen Merkmalen oder der Blutgruppe, und ich gebe zu, dass mich das beunruhigt. Und dann habe ich mir auch immer wieder folgende Frage gestellt: Die einzige Spur, die meine Eltern vom Spender haben, bin ja ich. Aber da sich diese Spur durch die Spenderanonymität nicht zurückverfolgen lässt: würden meine Eltern nicht vielleicht auch 50 Prozent meines Körpers lieber verstecken oder ablehnen?

Das erklärt vielleicht mein starkes Bedürfnis, Raum mit meinem Körper einzunehmen, damit er vollkommen akzeptiert und sogar bewundert wird. Auf der Bühne stehen, wie um zu sagen: Ich bin da, wirklich und wahrhaftig, ich bin es. Übrigens haben die Leute, wenn ich ihnen von meiner DI-Geschichte erzählt habe, mehrfach gesagt, dass klinge ja »wie von einem anderen Stern«. Und da ist etwas dran. Wie soll man fest mit beiden Beinen auf dem Boden stehen, in der Realität verankert sein, auf der Erde, nachdem man auf künstliche Art und Weise gezeugt wurde? Ich will nicht mehr hören, dass ich aus einer Samenbank stamme. Die Samenzellen haben einen Ursprung, nämlich einen Mann, und das von Anfang an.

Wenn Jesus einem Verein wie PMA beigetreten wäre, hätte er sich vielleicht keinen so großen Kopf darüber gemacht, um sich schließlich Gottes Sohn zu nennen. Niemand von uns hält sich für Gottes Sohn, und niemand will den Platz des Auserwählten, des von Gott Gesandten einnehmen. Aber das Vergleichbare mit Jesus ist, dass auch mein Erzeuger unsichtbar ist, abwesend, unberührbar, anderswo. Seinen Erzeuger zu suchen und auch zu finden, heißt also, einen Schlussstrich unter all die Hirngespinste ziehen zu können. Damit der Mann, der Gott spielt, nämlich der Spender, wieder ein ganz normaler Mann wird! Das würde mir helfen, selbst auch einer zu werden. Denn welchen Platz soll ich dem Spender in meinem Kopf und meinem Herzen geben? Ich kann ihn verteufeln oder auch positiv überhöhen. Beides ist destruktiv. Und darum suche ich nach greifbaren Tatsachen.

Mein Ansatz steht im Gegensatz zu dem des Helden aus dem Roman *Spermatofolie* von Guillaume Cochin, einem Samenspender, der, Jahre nachdem er gespendet hat, zum Gespräch geladen wird und sich darüber eine ganz besondere Frage stellt: »Wer wusste, dass ich überhaupt noch existiere? Wer interessierte sich einfach so für mich?«

Weil ich existiere, weiß ich, dass der Samenspender, der meine Zeugung ermöglicht hat, ebenfalls existiert. Er hingegen weiß nicht unbedingt, dass ich existiere.

In Guillaume Cochins Roman findet der masturbationssüchtige Held schließlich Gefallen und einen Grund zu leben darin, Samen zu spenden. Der D. A 1922.M Genannte fällt in tiefe Depression, als man ihm sagt, dass man seine Samenspenden nicht mehr will, und zwar bis zu dem Tag, an dem er erfährt, dass aus seinen regelmäßigen Spenden zwei Kinder mehr als das Jahr Tage hat, also 367, entstanden sind. »Von 367 sind 82 am selben Tag geboren worden. Das ist ja noch viel verwirrender! Denn wenn sie im herkömmlichen Sinne von einem Vater stammen würden, hieße das, dass ich innerhalb einer Woche mit ihren Müttern Sex gehabt hätte. Auch da erreicht man Guinness-Buch-fähige Rekorde. Ehefrau oder Geliebte, 82 Mal Geschlechtsverkehr innerhalb einer Woche!«

Dem Wahnsinn des Romanhelden, der auf seine Weise auch den Hang zum Wahnsinn des Wissenschaftlers widerspiegelt, stelle ich meinen Pragmatismus gegenüber. Nach sechs Monaten Analyse schrieb ich in mein Heft: »Was veranlasst den Spender dazu zu spenden? Rechtfertigt die Spende dieses Handeln? Haben die Cecos wohl darüber nachgedacht, wie dieses Kind aufwächst, das aus der Samenspende entsteht? Haben sie sich Gedanken darüber gemacht, dass sie mit Symbolen spielen? Haben sie geahnt, dass ich unter derartigen Fantasien leiden würde?«

Wem nützt die anonyme Spende?

Es liegen kaum fundierte Studien über die Motivation von Samenspendern vor – ebenso wenig wie über Prostitutionskunden. Dieser Vergleich ist keineswegs zufällig gewählt, denn in beiden Fällen liegt Anonymität vor sowie Motivationen, die gleichermaßen beunruhigend sein können. Im Laufe meiner quälenden Beschäftigung mit meiner genetischen Herkunft und vor allem seit ich bei PMA mitarbeite, habe ich mir viele Gedanken über die Spender im Allgemeinen gemacht. Zunächst einmal weiß ein Spender nicht, wie viele Kinder aus seiner Samenprobe entstanden sind, welches Geschlecht sie haben und in welchem Jahr sie geboren wurden. Genauso wie in dem bereits erwähnten Roman wird der Spender auch in der Realität durch die Anonymität von der Verantwortung für sein Handeln freigesprochen. Eine Nicht-Verantwortlichkeit, die Jean-Loup Clément erläutert: »Wie soll man sich das vorstellen, dass diese Kinder zwanzig Jahre später einfach im Leben des Spenders auftauchen? Man muss die Spender schützen.«

Er ist sich aber der mit der DI verbundenen Problematik durchaus bewusst und fügt hinzu, dass »die psychologischen Schwierigkeiten einiger dieser Jugendlichen (aus DI) tatsächlich Fragen aufwerfen: Sollte man also weiterhin der männlichen Sterilität auf diese Weise abhelfen?« Ich würde ihn gerne fragen, ob er dazu bereit ist, sich genauso auch mit den Spendern auseinanderzusetzen. Wie sehen die psychologischen Schwierigkeiten der Samenspender aus? Und sollte man aufgrund solcher Schwierigkeiten nicht lieber damit aufhören, der männlichen Sterilität auf diese Weise abzuhelfen? Letztlich ist die von den Cecos entwickelte und noch immer verbreitete Ideologie, dass man einen Teil von sich selbst spendet und durch die Unbezahltheit der Spende großzügig handelt, nur ein Lockmittel. Einem unfruchtbaren Mann helfen zu wollen, scheint mir nicht die einzige plausible Erklärung für eine Samenspende zu sein. Jeder Mann kann andere »gute« Gründe dafür haben, Samen zu spenden. Ich lasse mir nichts vormachen! Als Junge weiß ich selbst, dass der Spender bei seiner Spende eine gewisse Befriedigung erlebt, zumindest für den Augenblick, wie es beim Masturbieren nun mal der Fall ist. Darüber hinaus reifen die Spermien aber in den Hoden eines ganz bestimmten Mannes heran. Warum trennt man die Spende von ihrer menschlichen Herkunft, und wem nützt das? Der Akt der Selbstbefriedigung im Hinblick auf die Samenspende erfüllt ja einen Sinn für den Mann, der dies tut. Doch genau darum, dem Handeln den Sinn zu entziehen, bemühen sich die Ärzte der Cecos, wo alles daraufhin ausgerichtet ist, dass der Ort eher einem Laboratorium ähnelt als einem Raum, in dem Menschen begründete Entscheidungen treffen. Die Anonymität kommt ihnen außerdem zupass, weil Transparenz ohnehin nicht zur medizinischen Kultur gehört. Die Spenderanonymität aufrechtzuerhalten, heißt also, die Macht der Ärzte aufrechtzuerhalten, denn sie sind die Einzigen, die über die Informationen zur Identifizierung der Spender verfügen.

In den Köpfen der Männer und insbesondere der Spender kann es aber noch ganz andere Beweggründe geben. Der Mann produziert von der Pubertät an bis an sein Lebensende Sperma und könnte somit meinen, dass die Samenspende gar nicht von großer Bedeutung ist. Normalerweise sagt man: was selten ist, ist teuer. Aber für die meisten Männer ist Sperma nichts Seltenes. Welchen Wert soll man also einer Samenspende beimessen, wenn sie weder selten noch teuer ist? Ich erkläre es mir so, dass Sperma in unserer Gesellschaft wirklich als Objekt angesehen wurde, ebenso wie die Frauen eine Befruchtung durch ein Objekt – die Pille oder die Spirale – verhindern. Der Mann hat ein besonderes Verhältnis zum Sperma: Er weiß, dass es sozusagen ständig zur Verfügung steht, und gleichzeitig, dass es in 99 Prozent der Fälle gar nicht seinem eigentlichen Zweck, der Zeugung, dient. Das Sperma landet in einem Kondom, in einem Taschentuch und schließlich im Müll, was ihm symbolisch betrachtet den Wert von Exkrementen beimisst. Als Samenspender ändert man etwas an dieser Situation. So könnte die Samenspende also eine Art »Wiedergutmachung« an den angesammelten Sperma-Abfällen sein.
Vielleicht ist die Samenspende für manche auch unbewusst die Möglichkeit, sich mithilfe des Einfrierens und durch unbekannte eigene Kinder in einer anderen Familie in der Zeit zu verewigen – eine unauffällige, aber gesellschaftlich anerkannte Variante, auf sehr narzisstische Weise weiterzuleben. Demnach würde es die Samenspende einem Mann also erlauben, sich selbst als lebendes Wesen zu betrachten, das Leben spendet statt das eigene Sperma gleichsam wegzuwerfen. Natürlich weiß der Spender nicht, welches Paar sein Sperma letztlich erhalten wird, und auch nicht, welche Kinder daraus entstehen. Doch sobald er ein »akzeptierter Kandidat« ist – dieser Begriff stammt von der Agence de la biomédecine –, weiß er, dass seine Spende über mehr oder weniger lange Zeit hinweg Verwendung findet. Alle Spermaproben wer-

den, um die Gesundheit des Spenders zu gewährleisten, mindestens sechs Monate lang konserviert, bevor sie für eine Insemination benutzt werden, und es gibt keinerlei technische Grenze im Hinblick auf die Konservierung. 2005 wurden 238 von 410 »Kandidaten« nach der Gesundheitskontrolle »akzeptiert«. Im selben Jahr kamen 15 797 Pailletten für unfruchtbare Paare zum Einsatz. Sobald das Sperma gespendet ist, gehört es dem Cecos und nicht mehr dem Spender: Dieser erhält keine Nachrichten im Sinne von »Monsieur, aus ihrer Spende wurden zehn Kinder geboren, Sie haben doch nichts dagegen, dass wir nun die restlichen Pailletten vernichten?«. Darum kann der Spender seiner narzisstischen Vorstellung, sich zeitlich unbegrenzt fortzupflanzen, freien Lauf lassen. Hier wird erstaunlicherweise mit zweierlei Maß gemessen, denn wenn eigenes Sperma für persönliche Zwecke und nicht für eine Spende konserviert wird, zum Beispiel vor einer medizinischen Behandlung, die mit Sterilität verbunden ist, müssen die Zentren für Reproduktionsmedizin über eine unterschriebene Einwilligung des Patienten verfügen, um das Sperma zu vernichten.

In der heutigen französischen Gesellschaft hat ein Paar im Durchschnitt ein oder zwei Kinder. Die Samenspende erhöht die Zahl der möglichen Kinder des Spenders, ohne dass er mit einer Frau schlafen muss, und symbolisch gesehen, indem er mit allen Frauen Geschlechtsverkehr hätte. Außerdem ist es für ihn eine Möglichkeit, die Selbstbefriedigung anders zu erleben, vielleicht mit der Vorstellung von Selbst-Zeugung: Ich erschaffe mich selbst neu, ich vollende mich selbst ohne die Hilfe einer Frau. Warum nicht? Welches Frauenbild haben die Spender und welche Familiengeschichte? Liegt nicht vielleicht hier ein anderer Zugang zu möglichen Beweggründen der Spender?

Und was ist eigentlich mit der Frau des Spenders? Das habe ich mich schon oft gefragt. In Frankreich muss der Spender seit 2004 unter 45 Jahre alt und bereits Vater sein. Wenn er in einer Partnerschaft lebt, muss seine Lebensgefährtin eine Einverständniserklärung für die Samenspende unterschreiben. Das zeigt deutlich, dass die Gesellschaft sich durchaus darüber bewusst ist, dass dieses Sperma sich nicht auf einen bloßen Zellhaufen reduzieren lässt. Was mag eine Frau wohl daran finden, dass ihr Mann Sperma spendet? Zweifellos ist es für sie eine Art, ihre eigene Macht hervorzuheben, indem sie sich dabei sagt: »O. K., aber ich habe schließlich das Original!«

Eine Samenspende zu akzeptieren, ist trotzdem eine seltsame Art und Weise, den eigenen Mann zu teilen ... Worin besteht also der Nutzen für die Frau des Spenders? Samen zu spenden bedeutet immerhin, diesem eine besondere Bedeutung beizumessen.

Einer Studie des gemeinsamen Fachbereichs Ethik der Universität und des Krankenhauses Straßburg aus dem Jahr 2005 zufolge »liegen die Gründe für die Entscheidung des Spenders zweifellos in den Vorstellungen bezüglich der Weitergabe des genetischen Erbgutes, des gesellschaftlichen Erbes, der Familie. (...) Sie beruhen auf einer anderen Analyseebene auf dem symbolischen Nutzen, den ein Individuum daraus ziehen kann, diesen Akt zu vollziehen, ein symbolischer Nutzen, der in seinen Augen der Anzahl der gemachten Spenden entsprechen kann.«

Über den Verein PMA habe ich verschiedene Spender kennengelernt und mich mit diesem symbolischen Nutzen beschäftigt. Jean-Marie zum Beispiel hatte zum Zeitpunkt seiner Spende bereits zwei Töchter. Er sagt, es habe ihn berührt, dass andere Paare keine Kinder bekommen können. Doch als ich etwas nachbohrte, erfuhr ich noch mehr. Dieser Mann stammte aus einer Familie mit sechzehn Kindern, und mithilfe der Samenspende erlaubte er sich, in seiner Vorstellung mehr Kinder als innerhalb seiner Paarbeziehung in der Realität zu haben: Er wusste, dass er nicht nur zwei, sondern mehr Kinder hatte, selbst wenn er die genaue Zahl nicht kannte. Jean-Marie wiederholte damit schließlich das Familienmodell seiner Eltern, aber auf seine eigene Art – nämlich der Erzeuger einer kinderreichen Familie zu sein, ohne die tatsächliche Last damit zu haben. Da er Vater zweier Töchter ist, fragte ich ihn: »Denken Sie, dass Sie auch ein guter Vater für einen Sohn gewesen wären?«

Ich sagte mir, dass er durch die Samenspende vielleicht irgendwo Söhne hatte, ohne die Vaterschaft für sie zu haben. Und er antwortete mir etwas sehr Bedeutsames im Hinblick auf Vererbung: »Ich wünschte mir von meinen Töchtern, dass sie meinen Namen behalten, und eine von ihnen hat es auch gemacht.«

Na also! Für ihn war es also sehr wichtig, dass der Name bestehen bleibt. Wie durch Zufall ist dieser Spender dafür, die Anonymität der Spender aufzuheben. Er ist über fünfzig, und seine Spende ist über zehn Jahre her. Er sagt, dass er bereit dazu wäre, mit seinen eventuellen Nachkommen in Verbindung zu treten, doch seine Spende hatte er nur gemacht, weil ihm damals Anonymität versichert wurde. Symbolisch betrachtet ist dieses Akzeptieren der Anonymitätsaufhebung so, als würde er sein Kind oder seine Kinder mit offenen Armen empfangen.

Im Laufe unseres Gesprächs zeigte sich Jean-Marie überzeugt vom Gedanken der Meritokratie und dem Prinzip »Es gibt nichts ohne Gegenleistung«. Das ist immerhin bemerkenswert für einen anonymen Spender. Er erzählte mir auch, dass er unter besonderen Umständen gespendet hatte: Er hatte sich geweigert, die Samenspende mithilfe von Masturbation zu machen. Stattdessen hatte er mit seiner Frau geschlafen und am Ende des Geschlechtsverkehrs das Sperma in einem Schälchen aufgefangen und es dann zum Cecos gebracht. Er lehnte die normale Vorgehensweise ab, die darin besteht, sich Pornozeitschriften anzusehen, um die Erektion und den Samenerguss zu unterstützen. Er akzeptierte die Samenspende also nur unter der Voraussetzung, dass er sich vorstellen konnte, dass das mögliche Kind das Ergebnis seiner Liebesbeziehung mit seiner Frau war. Ich erinnere mich, dass ich ihn auch danach gefragt habe, wie lange er brauchte, um seine Frau zu überzeugen. Er antwortete mir: »Eine Viertelstunde.«

Eine Viertelstunde, um sich zu zweit für eine Samenspende zu entscheiden: Das erschien mir ziemlich egoistisch. Und er musste das selbst auch eingestehen. Für mich verbirgt sich hinter der beteuerten Großzügigkeit bei den Spendern eine Allmachtsfantasie. Und was ist mit den Samenspenden von Homosexuellen? In Neuseeland können sie keine Spender mehr sein, weil das Risiko von Immunschwächekrankheiten (AIDS, Hepatitis, sexuell übertragbare Infektionen) als zu hoch eingeschätzt wird. In Frankreich hingegen ist dies möglich, wenn sie schon Väter sind und das durch das Gesetz von 2004 geforderte Alter erreicht haben. Um welche Art von »Großzügigkeit« geht es hier also? Ich selbst weiß keine Antwort darauf.

Auch Florent, 41 Jahre alt, trieb die Großzügigkeit dazu, vor fünfzehn Jahren sein Sperma beim Cecos in Lyon zu spenden: »Ich musste acht Mal hingehen. Das ist kein Spaß, sich in einer Kabine selbst zu befriedigen. Man stellte mir nur medizinische und kaum ethische Fragen, keine einzige über das Kind, das geboren werden sollte.«

Wie andere Spender ging auch Florent in dem Moment auf, dass die Sache einen Haken hatte, als er eine Fernsehsendung über DI sah: »Es war wie eine heftige Ohrfeige, als ich sah, wie sehr die jungen Menschen leiden, die ihre Wurzeln kennen möchten. Diese Spende, das war doch etwas Positives, unmöglich, dass das dazu führt. Heute finde ich die Anonymität skandalös und bin dafür, dass man sie abschafft.«

Und was soll man zu jenem Mann sagen, der nach dem Tod eines seiner Kinder erstmal tüchtig spenden ging, wie er sagt – als ob er sich selbst vergewissern wollte, dass er selbst noch lebte.

Obwohl es mir manchmal unangenehm ist, spreche ich eigentlich gerne mit Spendern. Ihre Aussagen zeigen, dass die menschliche Psyche sich nicht einfach in Schubladen einordnen lässt, selbst wenn die Cecos der Auffassung sind, das System in alle Richtungen gut durchdacht zu haben.

Als ich den Cecos-Mediziner nach meinem Spender fragte, antwortete er mir verärgert: »Wer sagt Ihnen denn, dass er nicht längst tot ist?«

Ich fand diese Antwort völlig inakzeptabel von jemandem, der sich schließlich »Anti-Trauer« auf die Fahnen geschrieben hat. Mit »Anti-Trauer« meine ich Folgendes: Im Allgemeinen fürchten sich die Ärzte vor der Trauer, weil es schließlich ihre Aufgabe ist, zu heilen. Sie verbringen ihr Arbeitsleben damit, gegen eine unausweichliche Tatsache anzukämpfen – den Tod. Sie wünschen sich Allmächtigkeit, um das Leben in Bahnen zu lenken, wo es den Tod nicht gibt. Auch um ihren eigenen Ängsten zu entgehen, versuchen die Ärzte, diese Unausweichlichkeit zurückzuweisen. Genau an dieser Stelle trifft ihr Wunsch nach »Anti-Trauer« auf den der unfruchtbaren Eltern und des Spenders, die ja im Zuge der Spende ebenfalls eine Art von Allmacht ausüben. Haben nicht all diese Beteiligten offensichtlich große Schwierigkeiten damit, die Endlichkeit, eine Frustration oder das Fehlen von etwas Ersehntem zu akzeptieren?

In mancher Hinsicht bin ich natürlich auch froh darüber, dass man dem Schicksal nicht vollkommen ausgeliefert ist, aber in Bezug auf meine Herkunft vertrete ich trotzdem eine vollkommen andere Auffassung als diese Leute. Denn wenn ich mir Fragen nach meiner Herkunft stelle, bedeutet das auch, mich mit etwas Fehlendem und mit dem Tod zu beschäftigen. Darum stößt mein Leiden auch die Ärzte ab und diese wiederum mich, denn sie tun so, also ob sie um jeden Preis Leben stiften, und dann verweigern sie uns schließlich den Zugang zu unserer genetischen Herkunft.

Wenn es in einem Haus wertvolle Dinge zu schützen gibt, bringt man eine Alarmanlage an. Mit dem Sperma und den Spendern ist es letztlich dasselbe. Die Cecos, deren Zahl von zehn im Jahre 1977 auf heute 23 gestiegen ist, funktionieren wie eine Bank. Was man auch über die Ärzte sagen mag, die genetische Herkunft ist wertvoll, und zwar im wörtlichen Sinne: Sie hat einen Preis, einen Wert. Früher dachte ich übrigens, dass es besser wäre, wenn die Spende nicht umsonst wäre, sondern wenn die Spender wie in Spanien eine Entschädigung erhalten würden. Doch nachdem ich verschiedene Spender getroffen hatte, habe ich verstanden, dass sie jeweils ein ganz persönliches Interesse daran hatten, zu spenden. Hören wir also auf mit den destruktiven Debatten über Selbstlosigkeit! Selbst Mutter Teresa hatte ein persönliches Interesse daran, zu geben, ohne deshalb egoistisch zu sein. Alles im Leben ist Gewinn und Verlust.

Die Folgen der anonymen Spende und die Auswirkungen der DI auf die daraus entstehenden Kinder kann man nur erkennen, wenn man nicht weiterhin die Psychologie außer Acht lässt. Ich habe an einer Sendung teilgenommen, in der man mich einem gewissen Jérôme gegenüberstellen wollte, der wie ich durch DI gezeugt wurde. Er war gegen die Aufhebung der Anonymität, ich dafür. Der anwesende Cecos-Arzt wollte vermitteln, dass es diesem unter dreißigjährigen Erwachsenen sehr gut gehe und dass ich hingegen in einer schlechten Verfassung sei und aus diesem Grund den Zugang zu meiner Herkunft verlange. Völlig genervt sagte ich diesem Arzt schließlich: »Hören Sie auf, mich ›live‹ vor allen für unzurechnungsfähig zu erklären!«

Als wir nicht mehr auf Sendung waren, erfuhr ich von Jérôme, dass er drei verschiedene Freundinnen geschwängert hatte, vielleicht um sich selbst zu beweisen, dass er nicht unfruchtbar war. Alle drei hatten hinterher abgetrieben. Man muss wohl träumen, wenn man hinter alledem das Leiden nicht sieht. Doch Jérôme sagte das ganz bewusst nicht während der Sendung. Und darum war es leicht, mein Unbehagen und seine offensichtliche Gelassenheit gegenüberzustellen. Ein DI-Kind, das für die Aufrechterhaltung der Anonymität ist, ist nach meinem Verständnis nicht in der Lage, sich seiner eigenen Freiheit zu bedienen. Es steht sozusagen unter dem Einfluss einer unbewusst durch die Eltern ausgeübten Diktatur. Ist es nicht naheliegend, dass Jérôme dadurch, dass er das Anonymitätsprinzip verteidigte, eigentlich versuchen wollte, seinen Vater zu schützen, aus Angst, ihn zu übertreffen? Oder dazu beizutragen, dass es ihm schlecht geht? In meinen Augen heißt das, seinem Vater und auch sich selbst nichts zuzutrauen. Ich fand auch die Bemerkung von Jérômes Vater bemerkenswert, der sagte, dass es ein »fruchtloses Unterfangen« sei, seinen Erzeuger zu suchen. Eine lächerliche oder traurig stimmende Bemerkung von einem Vater, dessen Sohn doch selbst offenbar einen Beweis für seine eigene Fruchtbarkeit brauchte!

Wie auch immer – die Erfahrungen von Adoptivkindern zeigen, dass die Unkenntnis der eigenen Herkunft in jedem Alter ein großes Hindernis im Leben darstellen kann, sogar noch mit siebzig Jahren. Wer das Bedürfnis hat, mehr zu erfahren, muss dies können, ebenso wie alle, die nichts wissen wollen, respektiert werden müssen. Der Verein PMA ist für die Wahlfreiheit. So können all jene wie Jérôme, die heute ihre Eltern nicht verletzen wollen, ihre Einstellung irgendwann ändern oder tatsächlich dabei bleiben, nichts wissen zu wollen.

Ich kam damals völlig aufgewühlt von dieser Aufzeichnung zurück, weil sie direkt neben dem Zimmer stattgefunden hatte, wo in einem Kasten die Antworten auf all meine Fragen zu meiner Herkunft aufbewahrt werden. Ich hätte also den Cecos-Arzt am liebsten einfach über den Haufen geschossen. Zumindest provozierte ich ihn, weil ich wusste, dass die Inzest-Problematik ein schwieriges Thema für ihn ist: »Geben Sie's doch zu, dass die Sperma-Vorräte zurückgehen, weil Ihnen die Spender fehlen. Schließlich haben Sie doch beschlossen, die Anzahl der möglichen Kinder eines Spenders von fünf auf zehn zu erhöhen. Die Spender, die hier spenden, stammen aus der Gegend, das wissen Sie, die unfruchtbaren Paare auch, und die Kinder, die geboren werden, leben ebenfalls hier ... Zehn Halbbrüder und -schwestern väterlicherseits seit 2004, die sich kennenlernen könnten, was sagen Sie dazu? Und das, ohne dass die von ihrer Blutsverwandtschaft überhaupt wüssten!«

Im Zuge einer Informationskampagne im Jahr 1998 über die Spende von Ei- und Samenzellen hieß es offiziell noch: »Das Anonymitätsprinzip darf nicht zu einer Situation führen, in der die Risiken einer Blutsverwandtschaft relevant werden: Daher wird die Zahl der Kinder aus den Fortpflanzungszellen eines Spenders auf fünf begrenzt.« Wenn also ein derartiges Risiko von Blutsverwandtschaft besteht, mit allen Konsequenzen, die das mit sich bringt, warum ist man dann inzwischen zu zehn Kindern übergegangen?

Auch andere Fragen müssen vor der Gesetzesänderung zur Sprache gebracht werden. Wenn ein Mann nach seiner Samenspende entdeckt, dass er eine genetische Krankheit hat, ist er bislang nicht dazu verpflichtet, das Cecos zu informieren. Obwohl ja die aus seiner Samenspende stammenden Kinder ebenfalls Träger derselben Krankheit sein können. Wenn ich bei einem Seitensprung mit dem Briefträger gezeugt worden wäre und ein genetisches Problem hätte, hätte man den Briefträger schließlich ausfindig machen können. Aber da ich aus einer DI stamme, gibt es keinerlei Mittel, meinen Spender wiederzufinden. Auch das kann ein Grund sein, sich gegen die Cecos zu wenden. Eines Tages werden sich die Gerichte oder der Europäische Gerichtshof sicherlich damit befassen müssen, selbst wenn der Gesetzesentwurf über die Aufhebung der Anonymität 2009 nicht durchgeht.

Die Vorgehensweise der Cecos entmündigt die Menschen zu sehr. Genau wie in der Armee, wo nur der Vorgesetzte Verantwortung übernimmt und die übrigen Männer in der Truppe zu reinen Befehlsempfängern macht, so machen auch die Cecos Befehlsempfänger aus Eltern und Spendern. Man verlangt von den Spendern kein Nachdenken. Man enthält ihnen die Folgen ihres Handelns vor, und doch bin ich das Ergebnis des Handelns von jemandem, der damit einverstanden war und sich danach die Hände wäscht. Übrigens ist es genau das, was der Spender macht, nachdem er masturbiert hat. Die Spender heutzutage sind in ihrer zwiespältigen Rolle in Sachen Verantwortung vergleichbar mit Pontius Pilatus. Im Leben gibt es zwei Gefahren, die es zu umgehen gilt, wie mein Vater mir oft sagte: Naivität und Trägheit. Ich glaube, dass der Spender von beiden etwas hat. Naivität im Hinblick auf das Vorgehen der Ärzte und Trägheit in Bezug auf die Auswirkungen seines Handelns.

Aber die Gesellschaft hat sich weiterentwickelt. Die Frage der Herkunft, die Stellung der Psychologie, die Rechte der Kinder – all das wird nicht mehr behandelt wie vor dreißig Jahren. Es ist daher nicht überraschend, dass die meisten Spender, die irgendwann gespendet haben, später ihre Meinung ändern. Sie haben sich im Laufe der Zeit weiterentwickelt und bestimmte Momente ihres Lebens neu überdacht. Selbst der Spender, der in dem erwähnten Roman die Hauptfigur ist, tut das. So wie ich mir immer wieder überlegt habe: »Fragt mein Spender sich eigentlich, was wohl aus seiner Spende geworden ist?«, würde es mich nicht wundern, wenn sich auch die Spender in bestimmten Schlüsselmomenten ihres Lebens umgekehrt diese Frage stellen. Letztlich ist doch recht naheliegend, dass sie sich Jahre später fragen, was wohl aus ihrem gespendeten Samen geworden ist …

Wie Geneviève Delaisi de Parseval feststellt, »tut das Gesetz« leider »so, als ob es die Spender gar nicht gebe. Aber es gibt sie nun einmal! Man hätte ihnen einen Platz einräumen müssen, anstatt sie künstlich aus der Geschichte herauszuradieren«.

Für den gesellschaftlichen Wandel gibt es weitere Indizien: Neben den Cecos hat sich ein Markt im Internet entwickelt – ein globalisierter Markt für Angebot und Nachfrage, der auch den Informationsaustausch ermöglicht. Die Angebote und Nachfragen von Privatpersonen werden völlig offen vorgebracht, vor allem auch von homosexuellen Paaren, die keinerlei Rechte bei den Cecos haben. Vereine und andere Gruppierungen beraten diese Paare, andere helfen allein stehenden Frauen, die eine Insemination wünschen. Ich als Mann habe Schwierigkeiten bei dem Gedanken, dass eine Frau allein ein Kind bekommt. Hier sollte einmal mehr die Motivation hinterfragt werden. Für mich liegt die Vermutung nahe, dass eine Frau, die allein mithilfe einer Insemination ein Kind bekommen möchte, Schwierigkeiten mit der Geschlechterdifferenz oder mit der körperlichen Beziehung zu einem Mann hat und dass sie wahrscheinlich ein Problem mit ihrem Vater oder einem Mann ihres Umfeldes zu klären hat. Warum sollte sie von dem zukünftigen Kind verlangen, ohne Vater aufzuwachsen, nur weil sie selbst keinen Mann erträgt? Oder ihren eigenen Vater? Ich werfe diesen Frauen nichts vor, denn ich habe selbst lange genug Schwierigkeiten damit gehabt, mich aufgrund meiner Zeugungsgeschichte zu positionieren. Aber ich finde, sie sollten sich nach den Gründen fragen, die hinter ihrem Wunsch und dem Antrag stehen. Wenn es um das Vergnügen geht, schwanger zu sein, oder darum, ein Kind zu haben, sollten sie sich trotzdem damit auseinandersetzen, wie das Aufwachsen des Kindes ohne Vater verlaufen wird, bevor sie sich entscheiden!

Es erscheint mir wichtig, dass die Paare, wenn sie von ihrer Unfruchtbarkeit erfahren, lernen, die Trauer darüber auszuleben. Ich erinnere mich an ein Gespräch mit einem Paar, das einen Antrag auf künstliche Befruchtung gestellt hatte. Die Frau weinte neben ihrem unfruchtbaren Mann, weil sie von ihm kein Kind bekommen konnte. Als ich mit diesem Mann ins Gespräch kam, sagte er mir: »Wenn das Kind seinen Erzeuger suchen würde, würde ich das als eine Niederlage für mich als Vater auffassen.«

Ich versuchte ihm zu erklären, dass es darum nicht ginge. Seine Befürchtung, ein unvollkommener Vater zu sein, zeigte einfach, dass er seiner Frau gegenüber einen Misserfolg empfand, weil er ihr ihren Kinderwunsch nicht erfüllen konnte. Dass er ihr gegenüber seine Fortpflanzungsfunktion nicht erfüllen konnte, betraf aber ja seine Rolle als Ehemann, nicht als Vater. Wenn es ihm also gelänge, seine Unfruchtbarkeit zu akzeptieren, könnte er in der Folge genauso akzeptieren, dass sein aus DI stammendes Kind seinen Erzeuger sucht, ohne dass das seine väterliche Funktion infrage stellen würde. Außerdem machte die Tatsache, dass dieser Mann seiner Frau keine Kinder schenken konnte, ja aus ihm keinen schlechten Ehemann.

Mit anderen Worten: Ein Kind zu haben, ist ja nicht das einzig mögliche Ziel für ein Paar. Diese Offenkundigkeit geht langsam ins allgemeine Bewusstsein ein. Darum sollten die Paare, die eine künstliche Befruchtung beantragen, ihr Leiden vorher zunächst benennen. Wie Pauline Tiberghien unterstreicht, »treffen die Eltern, die eine künstliche Befruchtung in Anspruch nehmen, ihre Entscheidung mitten in ihrem Leiden, wenn die Unfruchtbarkeit nicht verarbeitet und ihre Einwilligung noch gar nicht klar durchdacht ist«. Das Ziel ist schließlich nicht, einfach ein Kind zu haben, sondern ein Kind zu lieben und Eltern zu sein. Man ist ja nicht bloß aufgrund einer Schwangerschaft Mutter. Das Paar muss schon sehr verbunden miteinander sein, um einer Samenspende gewachsen zu sein, und das ist nicht immer der Fall. Niemand verurteilt diese Paare. Aber sie leiden, und da muss man zunächst ansetzen.

Es muss also zunächst die Trauer über die Unfruchtbarkeit begleitet werden, bevor nach einer Lösung gesucht wird. Und was die

Spender angeht, so müssen sie sich verantwortlich fühlen für das Erbe, das sie dem Kind mitgeben. Der Spender muss akzeptieren, einen Teil seiner Identität zu spenden, und wissen, dass er eines Tages ausfindig gemacht werden kann. Die Eltern ihrerseits, die sich für eine DI entschieden haben, müssen dem Kind die Grundlage dafür bieten, seine eigene Identität zu entwickeln, ohne dass ihre elterliche Autorität dabei infrage gestellt wird. Die heutigen Patchwork-Familien haben gezeigt, dass man durchaus Vater sein kann, ohne das Kind gezeugt zu haben. Wozu also all die Lügen?

Das fragt sich auch Pierre, ein 54jähriger Spender, der mittlerweile für die totale Aufhebung der Anonymität ist: »Als ich im Fernsehen eine Sendung über anonyme Samenspende sah, habe ich Kinder gesehen, die darunter leiden, ihren biologischen Vater nicht zu kennen. Ich hätte niemals gedacht, dass diese Identitätsprobleme so schwerwiegend sein könnten. Jeder Mensch hat das Recht, seine Herkunft zu kennen. Wenn morgen die Kinder, die mithilfe meines Spermas geboren wurden, vor meiner Tür stehen, dann sind sie willkommen. Ich habe das nicht getan, um Leid zu verursachen … Man muss an das Kind denken, an all diese Kinder, die Dank der Wunder der Medizin gezeugt werden können: Man muss ihnen die Möglichkeit geben, ihre Herkunft zu kennen.«

Wenn man zehn Jahre darum kämpfen muss, die Aufhebung der Anonymität in Frankreich zu erwirken, wie es der Verein DCnetwork in England getan hat, dann ist PMA bereit dazu. Aber wir glauben nicht, dass es zehn Jahre dauern wird. Wenn wir die Aussagen, die uns vorliegen, und unsere eigenen Überlegungen mit anderen Vereinen in Deutschland, Neuseeland, Amerika, Kanada oder Japan vergleichen, dann sind wir überzeugt davon, dass das französische System sich schnell wandeln wird. »Frankreich wird nicht damit fortfahren können, der genetischen Abstammung je nach Kontext immer wechselnde Bedeutung beizumessen – einmal essenzielle wie in der Präimplantationsdiagnostik oder den

von der Justiz verordneten Vaterschaftstests, und einmal gar keine wie in Bezug auf die Menschen, die aus einer Spende von Fortpflanzungszellen stammen«. So in der Doktorarbeit, die Pauline Tiberghien, Vorsitzende unseres Vereins, 2006 vor der Académie nationale de Médecine verteidigte. Dort heißt es weiter: »Die Anonymität aufzuheben, bedeutet, jedem der Beteiligten auch einen Platz zuzuweisen – und zwar ohne Lüge oder Verweigerung.«
Die Ersten, die das betrifft, sind die Spender. Ein Samenspender, der weiß, dass er identifiziert wird, wenn das Kind 18 Jahre alt ist, wird sich die Sache zweimal überlegen. Wenn das ein Problem für ihn darstellt, soll er nicht spenden: Es ist noch niemand dazu gezwungen worden. Das Gesetz sieht eine klare Trennung zwischen der elterlichen Funktion und der Samenspende vor. In dieser Hinsicht besteht also keinerlei Risiko. Und die Cecos unterscheiden deutlich zwischen dem Zeitpunkt der Samenspende und dem der künstlichen Insemination. Doch ich bin davon überzeugt, dass es irgendwann nicht mehr nur darum gehen wird, Fortpflanzungszellen zu bekommen, sondern ebenso um die Beweggründe der Spender. Die Ärzte denken in Kategorien von »Zellmaterial«. Für die meisten von ihnen ist es oft wichtiger, eine Zelle zu erhalten, als die Umstände der Spende zu kennen. Aber sie irren sich. Die Psychologen denken in psychologischen Kategorien und irren ebenfalls. Biologie und Psychologie: beide zählen. Das Leiden der unfruchtbaren Eltern darf nicht dazu führen, dass das Kind dabei vergessen wird. Wie Pauline Tiberghien sagte, »ist manches gut für die Empfänger oder Spender, was die Kinder noch lange nicht gut finden«. Ich bin nicht nur ein geistiges Wesen. Mein Körper ist ein Teil von demjenigen, von dem ich stamme. Wenn ich mich im Spiegel anschaue, dann sehe ich schließlich auch diese genetische Abstammung, und die wird zu Unrecht oft als Anhängsel bezeichnet.

Der Anfang meiner Geschichte

Am Anfang dieses Buches habe ich gesagt, dass meine Geschichte keinen Anfang hat. Ich habe gewütet, um das fehlende Puzzleteilchen zu finden. Ich habe mich öffentlich im Fernsehen gezeigt, ich habe mit allen gesprochen, ob sie es hören wollten oder nicht, ich habe unverhohlen die Wahrheit gesagt. Und nach alledem war ich schließlich so weit, dass ich sagen konnte: Vielleicht kenne ich den Anfang meiner Geschichte doch.

Ich hatte Himmel und Hölle in Bewegung gesetzt, und daraufhin hatte schließlich tatsächlich ein Spender Kontakt zu mir aufgenommen. Vielleicht war er »mein« Spender. Er hatte mich im Fernsehen gesehen. Wie er mir später sagte, hatte er zunächst gezögert, bevor er mich per E-Mail kontaktierte. Er hatte mehrere Wochen gewartet. Und als er bereit zu den Gentests zur Überprüfung einer möglichen Verwandtschaft war, fragte er sich, wie ich wohl reagieren würde. Hatte ich wohl genügend Charakterfestigkeit, um mich mit einer Antwort auf die Fragen nach meiner Herkunft zu konfrontieren? Aber vielleicht nicht der richtigen … War es die Mühe wert, Hoffnung zu wecken, die vielleicht enttäuscht werden würde? Im Namen des Familienfriedens, seines und meines, war es nicht vielleicht doch besser, mich nicht zu kontaktieren?

Als sich dieser Mann bei mir meldete, war ich zunächst sehr froh, mir sagen zu können, dass es überhaupt Spender gab, die in der Lage waren, über ihr Handeln nachzudenken. Dann wurde mir klar, dass ich die Cecos außen vor lassen musste, um die mir fehlenden Informationen zu suchen und vielleicht zu finden. Ich brauchte diesen Arzt nicht, der mich mit Herablassung betrachtet hatte, als ich ihm vorgeworfen hatte, sich nicht damit beschäftigt zu haben, was aus uns wird, und der mir gesagt hatte, dass es unmöglich sei, meinen Spender zu treffen. Dank der Medien und des Internets war diese medizinische Akte, die ich ohne Erfolg versucht hatte zu bekommen, nun egal ...

Heute sehe ich die Dinge anders als damals. Der Gedanke, dass der Spender eine ganz konkrete Person ist, setzt viel Energie in mir frei, denn die Psyche funktioniert auch ein wenig nach physikalischen Gesetzen: Es gibt verfügbare und nicht verfügbare Energie. Ich bin erleichtert, dass ich nur noch an einen einzigen Spender denke. Wenn der Spender anonym ist, ist er niemand Konkretes und kann somit irgendeine Person sein. Natürlich möchte ich noch immer, dass die Ärzteschaft ihre internen Widersprüche anerkennt. Ich will noch immer die Diktatur der Cecos anprangern und die Öffentlichkeit aufmerksam machen auf deren doppeldeutiges Vorgehen gegenüber den Familien. Wann nehmen die Ärzte unser Anliegen endlich zur Kenntnis? Die Ärzte, die sich hinter dem französischen Gesetz verschanzen wie hinter einem Wall, der sie mehr schützt als uns Kinder. Die Cecos haben sich so gut wie möglich durch das Einverständnis der Paare abgesichert. Auf juristischer Ebene wurde die Abstammungsfrage auf sichere Weise geregelt. Aber warum setzt man – unter dem Vorwand, das Privatleben der Menschen zu respektieren – alles daran, eine biologische Beziehung vor uns Kindern im Unklaren zu lassen, die für uns von so großer Bedeutung ist?

Nun, da ich gute Aussichten hatte, den Beginn meiner Geschichte kennenzulernen, dachte ich an all die anderen Kinder, die wie ich durch eine Samenspende entstanden sind. In meiner Familie wurde ich immer »der Finder« genannt: Immer, wenn irgendjemand etwas verloren hatte, wurde ich gerufen, weil ich die Gabe hatte, es wiederzufinden. Wenn ich also tatsächlich den Schlüssel zu meiner Herkunft finden würde, wie könnte ich dann auch anderen helfen, dasselbe zu tun? Viele Kinder stehen vor derselben Frage wie ich, und ich würde ihnen mein Glück nicht unter die Nase reiben wollen. Aber wenn ich erfolgreich bei meiner Suche sein würde, dann würde ich es nicht versäumen, dies als Hoffnungszeichen öffentlich zu machen für all die Kinder, die heute mit allen Rechten ausgestattete Erwachsene sind, was man nur allzu oft vergisst.

»Die durch den Zugang zur Herkunft hervorgerufenen Fragen, vor allem im Rahmen der Zeugung durch Samen- oder Eizellspende, sind ebenso zahlreich wie komplex und aufregend. Sicherlich verdienen sie eine Diskussion, die zu gesellschaftlichen Entscheidungen führen muss. In Frankreich sind bereits Entscheidungen getroffen worden und im Gesetz verankert. Bedarf es noch weiterer Entscheidungen? Falls ja, so ist eine vorherige ernsthafte und tiefe Debatte unumgänglich«, so schrieb mir am 26. Dezember 2006 Professor Jouannet, Leiter des Cecos in Cochin (Paris). Welchen Platz ist er bereit, dabei den durch DI gezeugten Personen einzuräumen? Ich habe bereits angeboten, ohne wissenschaftlichen Anspruch, sondern für mehr Transparenz in dem Gremium für diesbezügliche Überlegungen mitzuarbeiten. Bis heute habe ich keine Antwort auf meinen Vorschlag erhalten. Ich wünsche mir einfach, dass die durch Samen- oder Eizellspende gezeugten Kinder in Zukunft an einen solchen runden Tisch eingeladen werden. Nicht nur für uns, sondern auch für zukünftige Generationen muss eine offene Debatte über das Recht des Zugangs zur eigenen Herkunft geführt werden. Erstaunlicherweise bin ich, wenn sich für mich selbst eine Lösung abzeichnet, stärker als je zuvor auch für all die anderen sensibilisiert, die auch auf der Suche nach ihren Wurzeln sind.

Als ich von dem Samenspender kontaktiert wurde, galt mein zweiter Gedanke gleich meinem Vater. Ich gab ihm sofort Bescheid. Ich wollte sicher sein, dass er noch immer einverstanden war und mich in meinem Bemühen um das Recht des Zugangs zu meiner Herkunft unterstützte. Ich brauchte seine Einwilligung nicht, weil ich ja erwachsen war, aber für mich war es sehr wichtig, dass er der Erste war, der darüber informiert war. Und ich hatte uneingeschränkte Unterstützung durch ihn. Sicherlich war das nicht leicht für ihn: Der Spender, der bis dahin immer virtuellen Charakter gehabt hatte, wurde plötzlich ein denkendes Subjekt. Und das Sperma, durch das Papa hatte Vater werden können, war somit nicht mehr ein bloßer Zellhaufen, sondern die Quelle der genetischen Verbindung zwischen mir und einem anderen Mann als ihm.

Schließlich war er bereit, mir dabei zu helfen, Gentests im Ausland zu machen. Aber vorsichtig wie er ist, gab er zu bedenken: »Freu dich nicht zu früh.«

Selbst wenn er nicht unbedingt wollte, dass ich den Spender treffe, so sah mein Vater darin doch kein Risiko. Für ihn war der Spender kein Gegner. Und mit seinem üblichen humorvollen Unterton merkte er an: »Letztlich hat der Typ ja nicht viel gemacht …«

Papa hat sich schon immer mit seinem Sarkasmus geschützt. In seinem Pragmatismus hatte er mir einmal gesagt: »Das Spenderprofil ist leicht zu erstellen. Entweder sind es Ärzte, weil sie den Cecos nahe stehen, oder Profs, denn, meine Güte noch mal, die haben schließlich Zeit.«

Dann erzählte ich meiner Schwester Audrey von der Sache. Sie fand es lustig. Ich glaube, wenn ich mich bis zu diesem Punkte exponiert habe, dann deshalb, weil ich ein Ziel verfolgte, ohne daran die Hoffnung zu knüpfen, es tatsächlich zu erreichen. Ich sagte mir: »Mach etwas für diejenigen, die noch geboren werden. Für dich ist es schon zu spät. Du bist 24 Jahre alt, und du wirst dein Leben nicht damit verbringen, über diese Sache zu jammern!«

Als ich es Maman erzählte, fragte sie sofort: »Hast du's Papa schon gesagt?« Ich sagte ja und erzählte ihr, dass dieser Spender eine Analyse gemacht und herausgefunden habe, dass Samen zu spenden für ihn eine Art war, eine Form des Verlassenwerdens zu wiederholen, die er selbst erlebt hatte. Das interessierte meine Mutter. Für mich war es nur der Beweis dafür, dass jeder Spender einen guten Grund für die Spende hat, der in seiner eigenen Biografie begründet liegt. Die »großzügigen Herren«, von denen Maman mir erzählt hatte, haben doch alle ihre eigenen Beweggründe, die sie erst »großzügig« werden lassen.

Ich las die Mails von dem Spender immer und immer wieder. Ich studierte jedes einzelne Wort, als ob ich dort die Frage auf das Rätsel finden würde, das ich seit Jahren versuchte zu lösen. Denn es war durchaus möglich, dass er »mein« Spender war: Er hatte zwei Jahre vor meiner Zeugung eine Samenspende gemacht, und zwar im selben Cecos, zu dem auch meine Eltern gegangen waren. Dank der Konservierung in flüssigem Stickstoff können die Sperma-Pailletten bis zu zehn Jahre nach der Spende verwendet werden. Es war also möglich. Zum Zeitpunkt der Spende war dieser Mann Student und hatte keine Kinder. Der Spender hatte die Sendung, in der ich meinen Standpunkt vorgetragen hatte, aufgenommen und sie seiner Lebensgefährtin gezeigt, um sich zu vergewissern, dass er sich bezüglich der äußerlichen Ähnlichkeit zwischen seinen Kindern und mir nicht irrte. Bei der Geburt seiner Kinder, die jünger seien als ich, habe er sich an seine Spende erinnert. Er teilte mir seine Identität mit, seine Adresse und seine Ferientermine, denn er war bereit, mich zu treffen. Und er schickte mir sogar ein Foto von sich.

Das Erste, das mich erleichterte, war, dass dieser Mann nicht in derselben Stadt wohnte wie ich. Ich konnte also spazieren gehen, ohne ständig Gefahr zu laufen, ihn zu treffen. Und somit war auch klar, dass er nicht der Vater einer Freundin war. Er hatte eine ganz bestimmte Identität, und ich würde nicht länger überall Spender vermuten. Er war nicht mehr dieser Unbekannte, dieser »Jedermann«, der mich nachts verfolgte. Ich studierte sein Foto genauestens, das Profil eines sonnengebräunten Gesichtes mit braunen Haaren, wie meinen, einer kurzen Nase, wie meiner … Sein vorne zurückgehender Haaransatz ließ mich denken, dass auch ich meine Haare verlieren würde. Später. Doch seine Augen waren auf dem Foto durch eine Sonnenbrille verdeckt. Warum hatte er mir ein Foto mit einer Brille geschickt? Um sich selbst oder um mich zu schützen?
Ich würde jedes seiner Worte genauestens abwägen müssen, um ihm zu antworten. Danke sagen, natürlich, in der Hoffnung, mehr zu erfahren. Aber mich nicht zu unangebrachten, voreiligen oder überflüssigen Gefühlsäußerungen hinreißen lassen. Auf jeden Fall gehörte »mein« Spender, wenn er es denn war, einem bürgerlichen Milieu an, hatte einen sicheren Beruf und reiste. Schade, er war geschieden. Er war nicht der Obdachlose, von dem ich hin und wieder geträumt hatte. Er stammte aus der Bretagne und hatte somit denselben kulturellen Hintergrund wie ich, den mein Vater mir mitgegeben hatte. Während ich nach Worten für meine Antwort suchte, grübelte ich gleichzeitig weiter über diesen Unbekannten nach, der sich da bei mir bekannt machte. Auch über seinen Namen, den ich natürlich nicht trug. Ich überlegte, was er mit dem meines Vaters gemeinsam hatte und wie er sich davon unterschied. Und dann wollte ich gerne mehr darüber wissen, was ihn dazu veranlasst hatte, Samen zu spenden …
In Fällen wie unserem ist ein Gentest in Frankreich verboten, aber über das Internet ist es sehr leicht, die notwendigen Informationen zu finden. Wir verständigten uns am Telefon über das weitere Vor-

gehen. Zunächst erhielt ich eine SMS auf meinem Handy: »Kann ich Sie jetzt anrufen?« Ich antwortete ja. Es war ein sehr sachlicher und auf die Fakten bezogener Anruf. Recht kühl, aber respektvoll von beiden Seiten. Wir mussten also auf ein benachbartes Land zurückgreifen. Traurig genug, aber wir mussten versuchen, in Bilbao oder Brüssel das zu tun, was das französische Gesetz uns verbot. Außerdem mussten wir uns auf eine Organisation einigen. Er schlug vor, alles zu bezahlen und selbst die notwendigen Schritte zu unternehmen, und wollte, dass ich ihm eine Speichelprobe für den Test schicke. Aber damit war ich nicht einverstanden. Ich musste meine und er seine Angelegenheit klären. Da sollte nichts vermischt werden! Und schließlich lag es auf der Hand, dass ich das letzte Wort in der Sache zu sagen hatte. Der Rückgriff auf den Test musste letztlich meinem Wunsch entsprechen, nicht seinem. Es ging um meine Suche, nicht um seine. Es würde genügen, in einem Päckchen zwei Speichelproben zu verschicken. Die Ergebnisse würden uns eine Woche später mitgeteilt werden, und dann würde ich wissen, ob dieser Spender mein Erzeuger ist. Aber das hat nichts mit Vaterschaft zu tun. Es ist ein Irrtum, in meinem Fall von einem »Test bei der Suche nach Vaterschaft« zu sprechen. Ich suche keinen Vater.

Dann wartete ich. Ich wurde krank – eine eitrige Mandelentzündung. Ich hatte keine Stimme mehr. Ich sagte, dass es wegen einer Impfung sei. Aber der Grund war auch die Schwierigkeit, mich mit der Realität konfrontiert zu sehen, auch wenn ich mir diese Realität doch so sehr gewünscht hatte. Wenn die Situation dann da ist, ist sie nicht leicht. Ich hatte mir so viele mögliche Situationen vorgestellt, dass ich fast den Eindruck hatte, die Augen für anderes zu verschließen, indem ich mein Interesse auf nur eine Person richtete.

Einige Wochen lang weigerte meine Mutter sich, das Foto des Spenders anzuschauen. Es sei meine und nicht ihre Angelegenheit und sie habe keinen Platz in ihrem Kopf für diesen Spender. Sie sagte mir, dass sie öfter für ihn hätte beten und auch uns dazu hätte auffordern sollen, dies zu tun. Das ist typisch für meine Mutter. Es ist bestimmt schwierig für die Eltern, sich einer solchen Realität gegenüber zu sehen. Aber es ist nicht meine Aufgabe, sie zu beschützen. Ich war zwanzig Jahre lang nett und freundlich. Jetzt reichte es! Ich blieb beharrlich:

»Du willst das Foto von diesem Spender nicht sehen. Das heißt, dass du weder mein Leiden noch meinen Kampf verstehst. Obwohl es biologische Fakten gibt: Das Ergebnis dessen, was du vom Spender bekommen hast, ist neun Monate später wieder aus dir herausgekommen, und das heißt, dass ich das, was ich von ihm habe, nicht nur mein Leben lang haben werde, sondern auch weitergeben werde …«

Schließlich gab Maman nach. Eine Stunde später rief sie mich, um mich zu fragen, ob sie das Foto sehen könne. Völlig kommentarlos. Meine Schwestern, die aus der Spende von zwei anderen Spendern stammen, wussten ebenfalls Bescheid. Ich war der Erste, der Hinweise auf einen möglichen Spender hatte, aber ich musste mich damit nicht wichtig machen. Ich wusste, dass sie alle es ziemlich satt hatten, dass ich von nichts anderem mehr sprach. Sie hofften, dass ich meinen Erzeuger finden und sie dann in Ruhe lassen würde. Sie warteten alle darauf, dass ich endlich einen Schlussstrich unter dieses Kapitel ziehen würde. Aber das würde ich nicht einfach so können. Es ging nicht darum, ein Kapitel abzuschließen, sondern darum, eine Geschichte zu erzählen.

Eigentlich hatte ich behauptet, »meinem« Spender nur ein Gesicht geben zu wollen … Und nun war ich bereit dazu, ihn zu treffen. Warum? Um was zu tun? Im Laufe der Zeit hatte es sich als leichter für mich herausgestellt, mich auf einen bestimmten Spender zu konzentrieren statt alle für möglich zu halten. Doch gleichzeitig war mir auch unwohl dabei zumute, weil mein persönlicher Kampf damit vielleicht zu Ende gehen würde. Und darüber war ich traurig.

Sobald ich die Testergebnisse haben würde, erwarteten mich zwei weitere Anlässe zu Traurigkeit: mir endgültig einzugestehen, dass mein Vater nicht mein Erzeuger ist und dass mein Erzeuger nicht mein Vater ist. Ich war allein. Sehr allein. Meine Eltern waren dabei nicht die Richtigen, um mir mit ihrem Rat zur Seite zu stehen. Im Übrigen wollte ich auch lieber allein und mutig sein als begleitet, verunsichert und zu falschen Hoffnungen verleitet zu werden. Egal ob mein Erzeuger ein Zuhälter oder ein Star war, ich war mir jetzt sicher, dass meine Gene von einem menschlichen Wesen stammten. Das hatte ich zwar schon immer gewusst, aber jetzt war es greifbar. Mein Vater wollte nicht unbedingt, dass ich diesen Spender treffe. Für ihn wäre es sehr wichtig gewesen, seine eigenen Gene zu vererben. Ich konnte ihn verstehen. Doch die Antworten, die ich bekommen würde, würden nichts an unserem Verhältnis ändern, sondern die Zukunft unserer Beziehung nur noch reicher machen.

»Welche Gesellschaft kann es einem Individuum verbieten, seine eigene Geschichte kennenzulernen, wenn es dies möchte?«, fragte Pauline Tiberghien. Meine Antwort lautet: keine. Trotzdem brauchte ich zwei Wochen, um mich dazu zu entschließen, den Speicheltest zu machen, nachdem ich den Umschlag vom Labor erhalten hatte. Es handelte sich schließlich um einen entscheidenden Schritt. Ich verstehe, dass auch der Spender Zeit brauchte, bevor er Kontakt zu mir aufnahm, ebenso wie ich Zeit brauchte, um ihm zu antworten und mich an ein Labor zu wenden. Als ich die unbenutzten Proben erhielt, auf die ich meinen Speichel tun sollte, brauchte ich Zeit, um zu realisieren, was da geschah, bevor ich sie diesem Herrn schickte. Auch er würde wiederum Zeit vergehen lassen, bevor er seinen Umschlag an das englische Labor schicken würde. Weil alles so schnell geht, muss jeder selbst den Prozess verlangsamen. Ich schickte den Gentest freudig und gleichzeitig gelassen zurück und war dabei froh zu wissen, dass er in rechtlicher Hinsicht von keinerlei Bedeutung war. Dann wartete ich auf das Ergebnis.

Bürokratische Wissenschaft

Ich hätte mir so gewünscht, dass die Suche nach meiner genetischen Herkunft mit einer positiven Antwort aus dem englischen Labor ein Ende findet. Dass der Spender, der sich bei mir gemeldet hatte, »mein« Spender gewesen wäre. Darauf hatte ich mich auch schon eingestellt. Als er mir seinen finanziellen Anteil für die Bezahlung des Tests geschickt hatte, 110 Euro pro Person, war ich frappiert gewesen von der Handschrift auf dem Umschlag: Sie ähnelte meiner wie ein Ei dem anderen. Ich dachte zuerst sogar, ich hätte mir selbst geschrieben. Dann betrachtete ich den Poststempel und erkannte sogleich, woher der Brief kam.
Soviel dazu, wie groß meine Enttäuschung war, als ich eine Woche später eine negative Antwort auf den Gentest erhielt: Dieser Spender war nicht »mein« Spender. Ich empfand sofort riesige Ungerechtigkeit. Plötzlich hatte ich die Möglichkeit gehabt, meine Herkunft zu kennen und dadurch endlich so wie alle anderen zu sein. Und dann doch nicht. Die reinste Augenwischerei! Aber es wäre doch so viel leichter gewesen, wenn »er« es gewesen wäre. Ich rief

ihn sofort an, um ihn zu informieren, und wir tauschten uns über unsere Eindrücke aus. Ich dankte ihm ganz ehrlich, dass er diesen Schritt auf sich genommen hatte. Nicht jeder ist dazu bereit, so weit zu gehen, einen Gentest zu machen. Ich sagte ihm, dass ich sehr enttäuscht sei, weil ich ihn mir gut als »meinen« Spender hätte vorstellen können. Ich wäre sogar ziemlich stolz darauf gewesen. Schließlich sagte ich ihm, dass ich mich freuen würde, ihn kennenzulernen, damit wir den Kampf gemeinsam weiterführen könnten: für den freien Zugang für alle zu ihrer genetischen Herkunft. Er betonte noch einmal, für wie wichtig er es hielt, dass die Spender ihre zu einem bestimmten Moment ihres Lebens getroffene Entscheidung für die Anonymität wieder rückgängig machen können. Auf jeden Fall entschied sich dieser Spender auch, unserem Verein beizutreten und uns seinen Erfahrungsbericht zu schicken.

Die Spender waren mir bis dahin immer suspekt gewesen, weil sie mit ihrer Samenspende letztlich sozusagen ein Geschenk ohne Verpackung und ohne Empfangsbescheinigung abliefern. Aber dieser Spender hatte sich dafür entschieden, sich als verantwortungsvoller Mensch zu verhalten. Was sollte ich also denken?

»Hoffnung ist erlaubt, jeder ist handlungsfähig«, denn ich gehöre zu denjenigen, die daran glauben, dass die Dinge sich ändern können. Das verlangt natürlich Mut und Willenskraft, aber die hat die Jugend schließlich.

Wir haben den Gentest aufgrund ganz bestimmter Übereinstimmungen gemacht. Demgegenüber herrscht völlige Unklarheit in Bezug auf den Umgang der Cecos mit dem Sperma der Spender. Ich weiß mittlerweile, dass meine Suche nach meiner Herkunft noch aussichtsloser war, als ich gedacht hatte. Ich könnte also weiterhin jedes Mal 110 Euro für einen Gentest ausgeben, immer mit dem Risiko, eine negative Antwort zu erhalten. All die Energie, die aufgebracht wird, um unsere Zeugung zu ermöglichen, ist in

Wirklichkeit geballte Gewalt. Was habe ich eigentlich getan, dass man mir Informationen über mich selbst vorenthält? Sobald ich wieder dazu in der Lage bin, werde ich diese erlittene Gewalt dazu nutzen, um mich zur Wehr zu setzen. Auf keinen Fall werde ich jetzt schweigen. Bisher war ich wie betäubt, habe meinen Ärger hinuntergeschluckt. Aber damit ist jetzt Schluss.
Zunächst muss ich diese schlechte Erfahrung verarbeiten. Die Möglichkeit, endlich zu erfahren, woher ich komme, war so nah, dass ich schon vom Ende des Albtraums träumte.
»Freu dich nicht zu früh«, hatte mir Papa doch geraten.
Aber wie sollte ich mich nicht zu früh freuen, wo ich mir doch so sehr eine Antwort auf diese eine Frage erhoffte: War er mein Spender oder nicht? In meinem Freundeskreis fanden einige es »cool«, dass ich mich endlich mit anderen Dingen würde beschäftigen können. Sie empfanden die Möglichkeit, dass sich alles für mich lösen könnte, nicht als Gefahr oder als etwas Verhängnisvolles. Für sie war der Gedanke, dass meine Suche ein Ende haben könnte, eine ganz neue und sehr konstruktive Vorstellung. Sie meinten, ich hätte das verdient.
Als ich Maman vom negativen Ergebnis des Testes erzählte, sagte sie: »Solange dir die Informationen über den Spender fehlen, kannst du wenigstens deinen Kampf weiterführen.«
»Ich hab's satt, immer wieder unter Beweis stellen zu müssen, wer ich bin. Ich will nicht länger stark sein, nur um diesen Kampf zu führen. Ich hab auch andere Stärken, denen ich auch mal nachgehen möchte. Aber die fehlenden Informationen über ›meinen‹ Spender machen immer alles kaputt ...«, antwortete ich ihr. »Ich will, dass das möglichst schnell ein Ende hat!«
Meine Suche nach meiner Herkunft stellte mich selbst und meine Familie auf eine echte Probe. Und zwar zu der Zeit, als das Immigrationsgesetz abgestimmt wurde. Als im September, Oktober 2007 die Möglichkeit des Rückgriffs auf DNA-Tests zur Begrenzung

der Familienzusammenführung völlig unabhängig von politischen Lagern heftige Diskussionen auslöste, fragte ich mich natürlich vor dem Hintergrund meiner eigenen Geschichte, wie ich selbst über das Thema dachte. Mir scheint, man sollte zunächst ganz logisch vorgehen und dafür sorgen, dass jeder Mensch in Frankreich, wenn er dies wünscht, einen Gentest in Anspruch nehmen kann, ohne sich dabei an einen Richter wenden zu müssen. Das heißt nicht, dass ich gegen einen Vertrauensvorschuss bin, aber jeder kann ja alles Mögliche erzählen, und daher glaube ich, dass eine Aussage an Glaubwürdigkeit gewinnt, wenn man sie überprüfen kann. Wenn eine solche Information bestätigt werden konnte, weiß man hinterher, dass man dem anderen zu Recht vertraut hat. Und das berechtigt zu noch mehr Vertrauen. Ich finde nicht, dass Vertrauen etwas ist, das einem ohne eigenes Zutun zusteht. Vertrauen gewinnt und erlangt man.

Doch in Bezug auf die Gentests sollte klar sein, dass eine Frau dann zu einem Mann sagen kann: »Genetisch gesehen hast du nicht dieselben Gene wie dieses Kind. Also hau ab!«

Ebenso wird ein Mann einer Frau sagen können: »Genetisch gesehen ist dieses Kind von mir. Also bin ich sein Vater.«

Ich bin davon überzeugt, dass in beiden Fällen etwas nicht stimmt. Ein DNA-Test in diesem Zusammenhang ist genauso fragwürdig wie im Hinblick auf die Begrenzung der Familienzusammenführung. Man weiß, dass Missbrauch auf diesem Gebiet existiert. Dafür müssen Lösungen gefunden werden. Aber offen gesagt, was beweist ein Gentest schon anderes, als dass ein Mann mit einer Frau geschlafen hat, die ein Kind von ihm bekommen hat? Bedeutet das auch, dass dieser Mann von der Frau als Vater ihres Kindes auserwählt wurde? Ich glaube nicht. Da ich genetisch gesehen nicht von meinem Vater abstamme und meine Geburt sozusagen eine Fälschung beinhaltet, die aber legal ist, widerspreche ich dem Einsatz von Gentests zur Eingrenzung der Familienzusammen-

führung ganz entschieden. Das ist Augenwischerei. Zuerst muss das Problem der Immigration gelöst werden.
Angeregt durch den Psychoanalytiker Charles Melman versuche ich bei allem, was ich tue, »die Ordnung der Dinge nicht schicksalhaft« werden zu lassen. Man muss den Tatsachen genau ins Auge sehen, damit ein neuer Humanismus entstehen kann. In der Forschung herrscht Einigkeit darüber, dass die Zeugungsfähigkeit von Paaren sinken wird. Das bedeutet gleichzeitig, dass die Anzahl der Anträge auf künstliche Befruchtung zur Erfüllung des Kinderwunsches steigen wird. Das erzeugt eine stärkere Nachfrage nach Spenden von Ei- und Samenzellen. Man sollte sich also schleunigst die richtigen Fragen stellen, um sich für Antworten zu entscheiden, die die Menschen zufriedenstellen.
In menschlicher Hinsicht ist die Begleitung von Paaren, die einen Antrag auf DI stellen, eine Notwendigkeit. Doch diese Begleitung ist völlig unzulänglich, wie Frédéric zu berichten weiß: »Wenn ich all die Jahre zurückspule, dann beginnt eigentlich alles mit der Mitteilung meiner Quasi-Sterilität (genau genommen dem Fehlen von Samenfäden in der Samenflüssigkeit), die ich in einem unverschlossenen Umschlag erhielt – lauter Linien, die eine Null anzeigten. Keinerlei Kontakt mit einem Arzt. Als ich mich an diesem Tag wieder ins Auto setzte, fuhr ich tatsächlich auf der falschen Seite. Und im übertragenen Sinne sollte mich diese falsche Richtung weiterhin begleiten. Ich werde mich auch nicht über die Kälte eines Urologen auslassen. Ich erzählte es natürlich sofort meiner Partnerin, die völlig schockiert darüber war. Sie brauchte ein Jahr lang, um das zu verarbeiten. Ich selbst hatte das Glück, ein paar tolle Leute zu treffen, die mir halfen, weiterhin daran zu glauben, dass es klappen könnte, und die mich, ohne es zu wissen, davor bewahrt haben, daran zugrunde zu gehen. Um alle Möglichkeiten auszuschöpfen, unterzog ich mich einem chirurgischen Eingriff. Dadurch konnten fünf Pailletten tiefgefroren werden. Während all der

ICSIs fühlte ich mich völlig ohnmächtig angesichts der Behandlungen, die ich meine Partnerin erleiden ließ, die es im Laufe von sechs Jahren x-mal auf sich nahm, die Punktionen über sich ergehen zu lassen. Es ist schon ein merkwürdiges Gefühl, sich als Paar zusammengeschweißt zu fühlen und gleichzeitig etwas zu spüren, als löse sich die Liebe nach und nach in ihre Bestandteile auf. (...) Im sechsten Jahr trafen wir nach dem letzten zum Scheitern verurteilten Versuch die Entscheidung, einen Spender und somit das Cecos in Anspruch zu nehmen. Ich muss schon zugeben, dass die Begegnung mit dem Psychologen irgendwie surreal war: der einzig lustige Augenblick in dieser ganzen Geschichte. Er machte uns Hoffnung: man müsse nur ein halbes Jahr warten. Ich warte bis heute auf seinen Anruf (...). (Dann) fuhren wir nach Brüssel. Ich werde mich ewig an diesen Ort erinnern, der keinem anderen gleicht. An diesen Arzt, der meine Frau ansah und ihr sagte, dass er einen hübschen Deckhengst ausgesucht habe. Seine Worte werde ich nicht los ...« (der ganze Bericht von Frédéric ist auf www.maia-asso.org nachzulesen, der Homepage des Vereins Maïa).

Sollte das Bioethikgesetz 2009 geändert und die Spenderanonymität unter bestimmten Voraussetzungen aufgehoben werden, so muss auch darauf geachtet werden, dass das medizinische Personal im Hinblick auf eine angemessene Begleitung der Personen geschult wird, die durch eine DI betroffen sind. Dies ist eines der großen Anliegen des Vereins PMA.

Da das medizinische Verfahren, das mit einer künstlichen Befruchtung verbunden ist, für Frauen häufig die zeitweilige Aussetzung ihrer Berufstätigkeit sowie depressive Zustände bedeutet und darüber hinaus die betroffenen Paare oftmals eine Abneigung gegen Geschlechtsverkehr entwickeln und es zu einer erhöhten Zahl an Trennungen kommt, wird der Preis für die DI vor allem auf menschlicher Ebene gezahlt: Wie also kann ein solches Trauma verarbeitet werden? Ich wende mich nicht kategorisch gegen die DI, aber es bedarf eben eines neuen Umgangs damit. Ich möchte, dass alle unfruchtbaren Paare wissen, dass sie nicht alleine sind mit ihrem Schicksal. Ihr Leiden und ihre Traurigkeit zu lindern, ist eines der Anliegen von Vereinen wie Maïa und PMA.

Aber noch vor solcherlei Anpassungen setze ich auf die Umsetzung eines der ethischen Prinzipien, auf das sich die Cecos gründen: »Die Verteidigung der Zukunft des möglicherweise durch eine DI entstehenden Kindes« (Satzung des Cecos-Verbandes 1995, www.ethique.inserm.fr). Mag die Sache auch im Hinblick auf die juristische Abstammung befriedigend gelöst zu sein scheinen, so sind wir meiner Ansicht nach noch weit davon entfernt, dass dieses Prinzip auch auf psychologischer Ebene Beachtung findet, und zwar wegen der Anonymität.

In einem 1991, also vor mehr als fünfzehn Jahren veröffentlichten Buch mit dem Titel *Construire sa personnalité* [Die eigene Persönlichkeit entwickeln] schrieb der Arzt und Priester Pascal Ide: »Die (übrigens nur allzu verständliche) Spenderanonymität, die eine Vorschrift der Cecos ist, läuft den Grundrechten des Kindes zuwider: dem Grundrecht auf Kenntnis der eigenen Herkunft. Eine schmerzhafte Suche nach den echten Eltern ist daher nicht selten.«

Pascal Ide spricht von der Suche nach den »echten« Eltern. Ich habe echte Eltern. Aber meine Suche ist trotzdem schmerzhaft. Ich kann es nicht akzeptieren, dass unser Leiden derart aus dem Denken der Spender, der Empfänger und derjenigen, die die Spende überhaupt erst institutionalisiert haben, nämlich Ärzte und Gesetzgeber, ausgeklammert ist. Mit den Spendern ist es wie mit jenem Mann, der sich bei mir gemeldet hat: Da er nicht »mein« Spender ist, ist er ja der von einem oder mehreren anderen Kindern. Von Menschen aus Fleisch und Blut. Aber für einige ist dieser Mann lediglich irgendein Fall in einer Akte. Die Spender werden zu Nummern degradiert, die Empfänger zu Patienten abgestempelt und die leidenden Kinder als unwichtig abgetan – teilen wir insofern nicht alle dasselbe menschliche oder vielmehr unmenschliche Schicksal?

Betrachten wir ein wenig die blanken Zahlen der Agence de la biomédecine. Im Jahr 2005 wurden allein 57 777 künstliche Inseminationen durchgeführt, davon 11,1 Prozent mit Samenzellen von Spendern. 4227 donogene Inseminationen führten zu 606 Geburten mit insgesamt 703 lebend geborenen Kindern. Der Prozentsatz der Geburten im Verhältnis zu den Inseminationen belief sich 2005 auf 7,8 Prozent hinsichtlich der intra-cervikalen (bei der das Sperma nur in den Vaginalschleim gebracht wird) und auf 14,3 Prozent hinsichtlich der intra-uterinen Inseminationen. Die Geburten, die aus allen künstlichen Inseminationen, ob mit dem Partner (HI) oder mit Spender (DI), resultierten, beliefen sich in Frankreich im Jahre 2005 auf 5853 von 807 400 Geburten insgesamt, somit auf etwas mehr als 2 Prozent. Alle Zahlen zeigen deutlich das Auseinanderklaffen der Inseminationsversuche und der tatsächlichen Geburten. Zwischen diesen Zahlen muss man also das mitlesen, was nicht mit Zahlen erfassbar ist und was die Paare durchleben, wenn sich trotz der medizinischen Technik keine Schwangerschaft einstellt. Oder wenn sie sich nicht sofort einstellt – in einer Gesellschaft, die Wert darauf legt, dass alles immer sofort geschieht.

Da einige Methoden der künstlichen Befruchtung zwischen 3500 und 5000 Euro kosten, wobei die künstliche Insemination weniger teuer ist, müssen auch finanzielle Fragen auf den Tisch kommen, zumal die Reduzierung der Gesundheitskosten von der Regierung an oberste Stelle gesetzt wurde. Aber von wessen Gesundheit ist denn hier die Rede? Geht die nationale Solidarität so weit, alles zu übernehmen, ohne die Betroffenen finanziell an den Kosten zu beteiligen? Was innerhalb der assistierten Reproduktion fällt unter persönliche Bedürfnisse und was nicht? Véronique Fournier, Volksgesundheitsärztin und Leiterin des Ethikzentrums des Krankenhauses Cochin, fordert daher eine landesweite Debatte darüber, welche Methoden der künstlichen Befruchtung finanziell übernommen werden sollen und welche nicht. Ich für meinen Teil fände es nicht gut, wenn finanzielle Argumente dafür benutzt würden, um moralische Vorstellungen dahinter zu verstecken.

Andererseits möchte ich auch nicht, dass die jüngsten Forschungen zur Epigenetik, d. h. zu Umwelteinflüssen auf die Zellentwicklung, der Genetik und der Psychologie den Rang ablaufen. Wir sollten kein Problem ausklammern, ansonsten gerät die Forschung immer wieder in die Skandalpresse oder bleibt, wenn auch unfreiwillig, reine Bürokratie. Wie soll man dabei vorgehen, die Beteiligten über die Konsequenzen der anonymen Spende aufzuklären: diejenigen, die professionell mit dem Thema zu tun haben, und die Spender und Empfänger?

Und was ist mit der Aufbewahrung der »überzählig« genannten Samen, Eizellen und Embryonen, die tiefgefroren in einer Zahl von mindestens 200 000 bei den Cecos lagern und nicht von Paaren benutzt werden? In Bezug auf die Embryonen gibt es heutzutage drei Möglichkeiten: die Zerstörung der Embryonen auf Wunsch des Paares oder weil die medizinischen Reproduktionszentren dies nach Ablauf von fünf Jahren tun müssen, wenn die Eltern sich innerhalb dieser Zeit nicht gemeldet haben, die Verwendung zu Forschungszwecken oder die Weitergabe an ein anderes Paar. Aber wie und innerhalb welcher Zeit sollen die zurzeit noch anonymen oder anonymisierten Fortpflanzungszellen vernichtet werden, wenn, wie ich hoffe, ein Gesetz zur Aufhebung der Spenderanonymität verabschiedet wird? Einige Ausdrücke sprechen Bände über die Aufbewahrungsproblematik, wie zum Beispiel die der »verwaisten Spermien« zur Bezeichnung von tiefgefrorenem Sperma, das nicht zu Fortpflanzungszwecken verwendet wurde …

Nachdem ich die Testergebnisse gelesen hatte, die für mich bedeuteten, dass die Suche nach meiner Herkunft keineswegs zu Ende war, stiegen all die alten Fragen wieder auf, und ich erinnerte mich an die Worte der 26jährigen Victoire, weil auch mir auf völlig legale Weise ein Teil meiner Geschichte gestohlen wurde: »Obwohl ich niemals infrage gestellt habe, dass derjenige, der mich großgezogen hat, mein Vater ist und kein anderer, so zerbreche ich doch daran, nicht mehr über denjenigen zu wissen, der das erst möglich gemacht hat. Jedes Mal, wenn ich mich im Spiegel betrachte, denke ich an ihn. Ich möchte wissen, wer er ist, wie er aussieht und vor allem, warum er uns dieses Geschenk gemacht hat.«

Ich habe mich immer wieder mit Fragen der Identität beschäftigt, und dabei spielt auch die Politik eine Rolle. Zwar wird heutzutage nicht gerne darüber gesprochen, aber mir liegt trotzdem viel daran, denn jede Psyche, jede Persönlichkeit hat eine politische Ebene, bewusst oder unbewusst, die der Mensch auf sein Leben anwendet und die er mehr oder weniger beeinflussen kann. Tatsächlich haben wir von Geburt an und jeden Morgen aufs Neue eine positive Lebenseinstellung, um zu hoffen, zu handeln, zu vergessen, zu leiden, zu überleben oder um glücklich zu sein. Welche Lebenseinstellung hat wohl jemand, der nicht weiß, wo er herkommt?

Politik – das sind nicht in erster Linie städtische Belange, sondern Politik ist vor allem Ausdruck von etwas, das dem vorangeht: das Politische ist in uns und findet seinen Ausdruck zum Beispiel in der Gewalt, die wir uns selbst oder anderen antun. Wir sollten daher zuerst vor der eigenen Tür kehren und versuchen zu verstehen, aus welchen politischen und psychischen Zusammenhängen wir stammen. Das würde uns dabei helfen, nicht von den anderen zu verlangen, so zu sein, wie wir es selbst gerne wären.

Wir brauchen Gesetze im Hinblick auf Identität und Herkunft, die Regeln für das soziale Zusammenleben festlegen. Das ist die einzige Lösung, um die Triebe unter Kontrolle zu behalten. Da

Verhaltensweisen und Mentalitäten sich geändert haben, müssen sich auch die Gesetze ändern. Meine Eltern sagen ganz entschieden: »Am Anfang verlangten wir von unseren Kindern, nicht zu sagen, dass sie durch DI gezeugt worden waren, denn wir wollten nicht, dass man sie wie Außerirdische behandelte. Heute sehen wir das anders.«

Zugang zur eigenen Herkunft zu haben, ist wie eine riesige Bibliothek zu betreten. Niemand kann behaupten, alle Werke darin gelesen zu haben. Aber ich verstehe nicht, dass derjenige, der gerade das Buch genommen hat, das mich interessiert, es nicht an seinen Platz zurückstellt.

Der Vorsitzende des nationalen Ethikrates, Didier Sicard, erklärte vor Kurzem: »Die soziale Vaterschaft hat den Vorteil, dass sie komplex, offen, vielgestaltig ist und der Gesellschaft erlaubt, so zu tun ›als ob‹ und dadurch den trivialen Kern des menschlichen Daseins zu umgehen.« (*Le Monde* vom 30. September 2007) Ich teile diese Politik des So-tuns-als-ob durch das Umgehen der Trivialität des menschlichen Lebens nicht. Weil ich auf meinem Recht bestehe, das Buch einzusehen, das mich interessiert, gefällt mir die Art und Weise, in der Vincent Tournier, Lehrbeauftragter für Politikwissenschaft in Grenoble, problematische Gewohnheiten darstellt, die auf unsere Kosten gehen: »Es wäre interessant zu erfahren, welche Studien den Vorsitzenden des Ethikrates zu einer solchen Position legitimieren. (...) Könnte ein freier Zugang der Individuen zu diesen biologischen Kenntnissen nicht den Familienfrieden zerstören? Wäre es nicht letztlich doch besser, ›so zu tun‹, um die Worte von Didier Sicard zu gebrauchen? Das Argument steht im Zusammenhang mit der französischen Tradition, mithilfe der Verwaltung den Zugang der Bürger zu bestimmten Informationen im Interesse der Allgemeinheit zu beschränken, und – das soll hier nicht verschwiegen werden – im Zusammenhang mit einer gewissen Bevormundungspolitik des Staates. Dahinter steht die Idee, dass der

Familienfriede auch auf Kosten der Wahrheit und des individuellen Rechtes zu erhalten ist.« (*Test ADN: le déclin social de la paternité* [DNA-Test: Der gesellschaftliche Niedergang der Vaterschaft], Vincent Tournier in *La Tribune* vom 23. Oktober 2007)
Ich nehme natürlich aufgrund der aktuellen Diskussion über DNA-Tests bei Familienzusammenführung für Einwanderer darauf Bezug. Warum will man diese gesellschaftliche Bevormundung für Personen, die durch DI gezeugt wurden, im Namen des Familienfriedens aufrechterhalten? Und warum verlässt man sich ausschließlich auf die durch einen DNA-Test bewiesene biologische Vaterschaft, um die Existenz einer Familie zu belegen und somit eine Familienzusammenführung für Einwanderer zu ermöglichen? Dieses Mal im Namen des sozialen Friedens? Hier wird mit zweierlei Maß gemessen. Ein Widerspruch, der für mich nicht erklärbar ist und der mir verwerflich scheint.
Als ich meine Mutter mit etwa 15 Jahren fragte: »Woher weiß man eigentlich, dass es das ›richtige‹ Mädchen ist?«, antwortete sie mir: »Lass das nur dein Unterbewusstsein regeln«.
Das Unbewusste regelt die Dinge für uns und wacht über uns, so als ob gar nichts wäre. Einige Zeit, bevor ich das Ergebnis des Gentests erhielt, war ich mit einem Freund auf dem Pont des Arts. Wir betrachteten die vorbeilaufenden Mädchen. Mir stach eine Blonde mit grünen Augen sofort ins Auge. Ich sprach sie an und schlug ihr vor, etwas trinken zu gehen. Sie war einverstanden …
Ganz abgesehen von all den positiven Dingen und der Leichtigkeit, die unsere Beziehung mit sich bringt, finde ich es sehr beruhigend, dass sie keine Französin ist, sie kommt aus Polen. Ebenso wie ich ihre Weltauffassung akzeptiere, die sich von meiner unterscheidet, so akzeptiert sie ganz leicht die Andersartigkeit meiner Zeugung, und wir sprechen offen über Menschlichkeit und Unmenschlichkeit.

Schluss

Abschließend möchte ich noch einmal einige Punkte herausheben, die mir besonders wichtig sind.

Als meine Eltern sich für eine DI entschieden, hatte ihnen niemand gesagt, dass ihre Kinder vielleicht irgendwann nach ihrer genetischen Herkunft suchen würden. Ich habe das getan. Ich habe mich der Öffentlichkeit präsentiert in der Hoffnung, dass sich ein Spender melden würde. Und so kam es auch. Wie ich es von Papa gelernt habe, bin ich meinen Weg ganz bis zu Ende gegangen. Manche ziehen die Vermutungen dem genauen Wissen vor. Ich brauche beides. Und bediene mich zusätzlich des Zweifels, um nicht an das eine oder andere gebunden zu sein. Niemand kennt seine Wurzeln bis ins Letzte. Der Zugang zur Herkunft führt zu einer unendlichen Wahrheit: Niemand weiß alles darüber, woher er kommt. Man müsste gleichzeitig Archäologe, Historiker, Mediziner, Genealoge, Psychologe und wer weiß was noch alles sein, um an diesen Punkt zu gelangen. Also hält man sich lieber an Vermutungen. Aber der Zweifel ist trotzdem hilfreich, weil er dazu anregt, das Gegebene zu überprüfen, um der Wahrheit so nah wie möglich zu kommen. Ich gebe zu, dass es bei allen Fragen, die die Familie betreffen, leichter ist, sich mit Vermutungen zu begnügen als zu zweifeln. Auf jeden Fall beruht unsere Herkunft auf Vorstellungen, aber eine Vorstellung kann nur entstehen, wenn uns etwas erzählt wird.

Ein dreijähriges Kind, das auf der Treppe das Gleichgewicht verliert, tut sich weh, aber es sammelt auf diese Weise auch Erfahrungen: Indem es mit der harten Realität konfrontiert ist, erkennt es das Ausmaß des in Kauf genommenen Risikos und der Hürde, die es zu überwinden gilt. Man zieht immer etwas Gutes aus seinen Erfahrungen, selbst wenn es dabei schmerzhafte Momente gibt. Wenn ein Mann zu wenig Samenfäden hat und eine Frau keine Eizellen, können sie so weit gehen, trotzdem ein Kind zu bekommen. Aber sie müssen einen Preis dafür zahlen. Das Kind ist weder eine Puppe noch ein Kuscheltier und auch kein Engel. Aber wenn das Kind auf künstliche Weise gezeugt wurde, ist die Gefahr größer, es wie einen Engel zu behandeln, der vom Himmel gefallen ist …

Wenn ich mir meine Zukunft ausmale, nach all dem, was ich erlebt habe, dann kann ich mir durchaus vorstellen, eine Familie zu gründen, und gleichzeitig zweifle ich auch daran. Die Gesellschaft hat für meinen Vater eine Hilfsmöglichkeit gegen seine Unfruchtbarkeit gefunden. Wie kommt es, dass diese Gesellschaft keine Möglichkeit findet, die Pille für den Mann auf den Markt zu bringen? Auf diese Weise wäre die Verantwortlichkeit in Sachen Fruchtbarkeit zwischen Mann und Frau geteilt, und es würde der Dialog innerhalb des Paares gefördert im Hinblick auf etwas, das ja letztlich beide betrifft. Es ist schon komisch, dass unsere Gesellschaft immer matriarchalischer wird und gleichzeitig aus den Männern große verantwortungslose Babys mit Bärten macht. Welch ein Paradox!

Auch ich könnte meinerseits Samenspender werden. Warum nicht? Aber nur unter einer einzigen Bedingung: dass die Anonymität aufgehoben wird. Die anonyme Spende muss durch eine »benannte Spende«, so der schöne Ausdruck der Journalistin Charlotte Rotman, ersetzt werden. Diejenigen, die weiterhin die Anonymität verteidigen, wollen unverantwortliche Spender schützen. Das werde ich niemals tun.

Die DI könnte ein ganz besonderes menschliches Unterfangen werden. Schließlich versammelt sich dabei eine Menge gemeinsame Energie! Eltern, Krankenschwestern, Spender, Ärzte bringen Energie auf, um ein neues Wesen entstehen zu lassen. Doch die Anonymität lässt beim Kind eine unbeantwortete Frage entstehen und schafft somit eine Schuld, die nicht wiedergutzumachen ist.

An den Schluss möchte ich zwei Geschichten stellen.

Die erste erzählt Maman in ihrem gelben Heft:

»Als Arthur neun Jahre alt war, schlief er vollkommen angezogen, damit es am Morgen schneller ginge, und ich hatte nicht nachgeschaut, was er angezogen hatte. Dann versuchte er, seinen Schlafanzug über die Kleider zu ziehen. An einem anderen Tag gab er vor, dass er kalte Füße habe und dass er unbedingt Strümpfe brauche. Ich antwortete, dass er zum Lesen im Bett welche anziehen könne, aber dass er sie vor dem Einschlafen ausziehen müsse. Als wir den Kindern gute Nacht sagten, bemerkte ich, dass Arthur die Strümpfe noch immer an den Füßen hatte.

Fuße raus aus dem Bett!

Ich zog die Strümpfe selbst aus und entdeckte dabei ein weiteres Paar unter dem ersten, dann ein drittes, und ein viertes … insgesamt sechs! Ich brach in Lachen aus. Und ich erklärte ihm, dass seine Füße erstickt wären unter all diesen Zwiebelschalen!«

Ich erzählte diese Geschichte wahrheitsgemäß meiner Therapeutin, die mir sagte, dass das sicherlich eine Bedeutung hatte – immerhin sechs Paare.

»Natürlich, man braucht schließlich Väter, um sich wohl in seiner Haut zu fühlen«, antwortete ich ihr. [Im Französischen sind die Worte pair/père für Paar/Vater nahezu gleichlautend. Anm. d. Übers.]

Bei meinem Kampf als DI-Kind um den Zugang zu meiner Herkunft habe ich zuerst meinen Vater gesucht. Mein Drogenkonsum hat sicherlich dazu geführt, dass ich mich mit ihm konfrontiert habe und dass dann eine wirkliche Begegnung zwischen uns stattfinden konnte. Mein Vater hat mir dabei geholfen, Klarheit über mich selbst zu erlangen, und das war schließlich die Voraussetzung dafür, mich auf die Suche nach meinem Erzeuger zu machen, ohne deswegen meinen Vater zu negieren. Meine Geschichte als Kind, das aus angeblich »unbekanntem« Sperma stammt, zeigt in allen Einzelheiten, wie sehr alle Kinder einen Vater brauchen.

Die zweite Geschichte ist ein libanesisches Märchen, das ich von Papa kenne:

Eines Tages sagt der Chef eines Unternehmens zu seinem Sohn, der gerne so schnell wie möglich in dessen Fußstapfen treten möchte, dass er zunächst selbst Geld verdienen müsse.

Einige Monate später kommt der Sohn zu seinem Vater zurück. Er tut so, als habe er Geld mit einer viel versprechenden Angelegenheit verdient. Aber der Vater lässt sich nicht täuschen. Der Sohn hat ein ausschweifendes Leben geführt und sich vor dem Treffen mit seinem Vater Geld von seiner Mutter geliehen. Der Vater führt den Sohn daraufhin auf eine Klippe und sagt zu ihm: »Wirf das Geld ins Meer. Wir werden sehen, was es uns sagt.«

Der Sohn befolgt den Befehl, ohne zu zögern. Der Vater sagt: »Komisch, das Meer sagt mir nicht, dass du schon würdig bist, mir zu folgen. Komm in ein paar Monaten wieder.«

Einige Monate später kommt der Sohn wiederum zum Vater und erzählt ihm dieselbe Geschichte. Der Vater nimmt ihn mit zur

Klippe und sagt zu ihm: »Wirf das Geld ins Meer. Wir werden sehen, was es uns sagt.«
Der Sohn befolgt den Befehl, ohne zu zögern, und der Vater sagt: »Das Meer sagt mir noch immer nicht, dass du schon würdig bist, mir zu folgen. Komm in ein paar Monaten wieder.«
Einige Monate später dasselbe. Der Vater verlangt von seiner Frau, dass sie dem Sohn kein Geld mehr leihen solle. So lässt der Sohn sich schließlich für leichte Arbeiten anstellen. Der Vater nimmt den Sohn ein weiteres Mal mit zur Klippe und sagt zu ihm: »Wirf das Geld ins Meer. Wir werden sehen, was es uns sagt.«
Dieses Mal weigert sich der Sohn ohne Umschweife: »Dieses Geld habe ich selbst verdient, und ich kann es nicht wegwerfen.« Der Vater, der sehr glücklich darüber ist, tut so, als höre er dem Meer zu, nimmt seinen Sohn in den Arm und sagt ihm: »Das Meer bestätigt mir, dass du nun würdig bist, mein Nachfolger zu werden.«
Die Cecos werfen das Sperma aus dem Fenster wie der Sohn das Geld ins Meer warf. Ich sehne mich nach dem Tag, an dem sie diesen Wert wieder zu schätzen wissen.

Informationen im Internet

Kinderrechtskonvention:
www.aufenthaltstitel.de/unkinderrechtskonvention.html
www.kinderrechte-ins-grundgesetz.de
www.kinderhabenrechte.at
www.kinderlobby.ch

Assistance médicale à la procréation:
www.procreationmedicale.fr

Agence de la biomédecine:
www.agence-biomedecine.fr

Satzung der Centres d'Études et de Conservation des Œufs et du Sperme (CECOS):
www.ethique.inserm.fr

Bundesverband Reproduktionsmedizinischer Zentren Deutschlands:
www.repromed.de

Das französische Gesundheitsministerium über das Spenden von Fortpflanzungszellen:
www.sante.gouv.fr/htm/actu/34_981023.htm

PMA = Procréation médicalement anonyme
www.pmanonyme.asso.fr

Spendersamenkinder:
www.spendersamenkinder.de

Donor Sibling Registry:
www.donorsiblingregistry.com

Arbeitskreis Donogene Insemination:
www.donogene-insemination.de

Deutscher Ethikrat:
www.ethikrat.org

Französischer Ethikrat Comité Consultatif National d'Éthique:
www.ccne-ethique.fr